Roland Wölfle

Auf der Straße bin ich Königin

Notizen aus der stationären Suchttherapie

W0040358

FRIELING

Bibliografische Information der Deutschen Nationalbibliothek
Die Deutsche Nationalbibliothek verzeichnet diese Publikation in der Deutschen
Nationalbibliografie; detaillierte bibliografische Daten sind im Internet über
http://dnb.d-nb.de abrufbar.
© Frieling-Verlag Berlin • Eine Marke der Frieling & Huffmann GmbH
Rheinstraße 46, 12161 Berlin
Telefon: 0 30 / 76 69 99-0
www.frieling.de

ISBN 978-3-8280-2912-5
1. Auflage 2011
Umschlaggestaltung: Michael Reichmuth
Sämtliche Rechte vorbehalten
Printed in Germany

Inhalt

Vorwort

Am Anfang stand ein Bedauern – ein Bedauern darüber, dass sich in unserer Therapiestation tagaus und tagein Interessantes ereignet und Spannendes gesagt wird, das größtenteils schon nach kurzer Zeit dem Vergessen anheimfällt und verloren geht. Derartiges ist schade. So habe ich begonnen, einzelne Szenen und Sequenzen zu notieren, um später einmal darüber berichten zu können. Daraus ist in den Jahren 2007 und 2008 eine lose Sammlung von Texten entstanden. Einzelne davon wurden im November 2008 in der Beilage einer österreichischen Tageszeitung veröffentlicht und haben eine positive Resonanz gefunden. Das hat mich ermutigt, weiterzumachen, und zwar mit der Perspektive, aus all diesen Splittern und Bruchstücken einmal ein Buch zu schaffen. Diesem Optimismus folgte eine Enttäuschung über ein geringes Interesse von Verlagen, an die ich herangetreten bin. Als jemand, dem das Verlagswesen bis dahin recht fremd war, musste ich erfahren, dass einem derartigen Projekt nur dann Erfolg beschieden sein könne, wenn es eine klare Zielgruppe gebe. „Menschen, die an Suchtthemen im Allgemeinen und an der Drogentherapie im Besonderen interessiert sind" hat den Kriterien einer „klaren Zielgruppe" offensichtlich nur unzureichend entsprochen. Daraufhin habe ich mich entschlossen, hinsichtlich der Produktion des Buches mehr Eigeninitiative zu setzen und so kam es schließlich zur sehr konstruktiven Zusammenarbeit mit dem Frieling-Verlag Berlin.

Durch die Texte möchte ich einen Einblick in den Alltag einer Drogenstation geben. Unsere Therapiestation verfügt über 16 Behandlungsplätze für jugendliche und junge erwachsene Drogenabhänigige, die von einem multiprofessionellen Team behandelt und betreut werden. Das Konzept sieht u. a. Einzelgespräche sowie Klein- und Großgruppen vor, dazu kommen noch medizinische Behandlung, soziotherapeutische Aktivitäten und Outdoorpädagogik. Konzeptuell ist eine Aufenthaltszeit von zwei bis sechs Monaten vorgesehen. Die Patientinnen und Patienten sind meist zwischen 16 und 30 Jahre alt. Die Namen sowie die persönlichen Daten wurden abgeändert, sodass im Buch daraus und aus den ebenfalls abgeänderten biografischen Zuschreibungen keine Rückschlüsse auf die reale Identität unserer Patientinnen und Patienten gezogen werden können.

Ein Einverständnis für dieses Buch gab es sowohl vonseiten des Teams, bei welchem ich an mich an dieser Stelle sehr herzlich bedanken möchte, als auch vonseiten meines Vorgesetzten, Chefarzt Univ.-Prof. Dr. Reinhard Haller, der mich über die vielen Jahre der Zusammenarbeit sehr unterstützt hat und dem ich in vielerlei Hinsicht sehr zu Dank verpflichtet bin. Ein Dank gebührt zudem Christoph und Inge Winder, deren journalistische und literarische Kompetenz mir sehr geholfen hat. Als nächstes möchte ich Elisabeth Kohl dankend erwähnen, die meine Worte zu Papier gebracht hat. Auch meiner Familie möchte ich danken. Einerseits ist dies meine Gattin Andrea, die mit Geduld erträgt, dass ich neben meiner Alltagsarbeit auch einer Reihe von anderen Interessen nachgehe, für die ich viel Zeit aufwende, die dann in der Beziehung fehlt. Meinen Söhnen Maximilian und Johannes verdanke ich nicht nur einige Ideen und Inspirationen, sondern auch Fachwissen im Bereich von Konsolentechnik und Videospielen, welches sie gerne und mit viel Geduld mit mir geteilt haben.

Besonderer Dank gebührt aber all unseren Patientinnen und Patienten, die – meist ungewusst und unbeabsichtigt – ihre spontanen Äußerungen, Reflexionen und andere Beiträge zur Verfügung gestellt haben, was den Löwenanteil dieses Buches ausmacht. Ich habe mich bemüht, damit verantwortlich umzugehen. Sollte mir das nicht immer gelungen sein, bitte ich dies zu entschuldigen und meine Motivation in Rechnung zu stellen: Einen Nutzen für die Drogentherapie und für alle daran Beteiligten zu schaffen, wenn eine Einrichtung wie die unsere jenseits von abgehobener Wissenschaft und reißerischen Zeitungsartikeln als ein Ort dargestellt wird, wo liebenswerte Menschen und nicht Studienobjekte oder „Giftler" miteinander leben und wo daran gearbeitet wird, Raum und Rahmen bereitzustellen, die Akzeptanz und Sicherheit wachsen lassen und damit auch das Vertrauen zu sich und zu Anderen. Wenn es einer Einrichtung nicht gelingt, eine wohlwollende und entwicklungsförderliche Atmosphäre herzustellen, werden viele Versuche, in der Therapie zu einem befreiten und verantwortungsbewussten Leben zu finden, von vornherein zum Scheitern verurteilt sind.

Wolfurt/Meinigen, 2. Februar 2011

Meine ersten Zeilen entstehen anlässlich einer Zugfahrt nach Wien. Es ist Allerseelen und zwischen Salzburg und Linz gelingt es mir, einen Anfang zu machen. Zwischen Salzburg und Linz – immerhin bin ich schon über vier Stunden unterwegs und noch ist nichts geschehen. Als ich endlich beginnen möchte, suche ich nach dem ersten Wort. Da ich es nicht finde, blicke ich zwischen Salzburg und Linz von meinem Fensterplatz aus die Geleise entlang. Links ein Marmorwerk, rechts eine Eternitfabrik, eine Siedlung taucht auf, unscheinbare Häuser mit weißen Fassaden, dunklen Dächern und Holzbalkonen. Doch eines davon ist anders, es sticht heraus und hebt sich ab. Es strahlt in einem kräftigen Dottergelb und unterscheidet sich dadurch eindrucksvoll von allen anderen. Das gefällt mir. Dottergelb ist vielleicht nicht gerade meine Lieblingsfarbe, aber die Botschaft könnte vielleicht lauten: „Ich will nicht so sein wie die anderen. Ich will hervorstechen, ich bin anders als die anderen, etwas Besonderes, und alle sollen es sehen." Mit diesem Bild gelingt es mir, den Einstieg zu finden, denn in der Welt der Drogenstation finden sich viele, die vor allem anders sein wollen als die anderen. Sie wollen hell strahlen und grell leuchten, vor allem wenn sie eine eintönige graue und trostlose Vergangenheit hinter sich haben.

Die Welt einer Drogenstation ist eine bewegte Welt, ein Mikrokosmos, in welchem sich vieles abbildet, was auch in der Welt „draußen" geschieht. Unsere Patientinnen und Patienten leben hier und verbringen viel Zeit mit uns Ärzten, Schwestern, Pflegern, Psychotherapeutinnen, Soziotherapeuten und allen anderen, die hier arbeiten. Wir verbringen viel Zeit mit Menschen, die mit 18 oder 20 Jahren schon mehr Lebenserfahrung gemacht haben als viele andere in ihrem ganzen Leben. Sie haben schon Jahre auf der Straße gelebt, waren in Haft, waren auf der Flucht und haben oft unter ganz extremen Bedingungen gelebt. Sie haben häufig Erfahrungen von Gewalt und Missbrauch bewältigen müssen, waren vielfach unwillkommene Kinder, die über Pflegeplätze und Kinderheime direkt im Gefängnis gelandet sind. Diese Welt fordert uns, manchmal macht sie uns Angst und schüchtert uns ein, sodass wir uns klein und ohnmächtig fühlen. Manchmal erleben wir auch ganz glückliche Momente und staunen, wenn wir sehen, wie viel Großartiges hier oft geschieht.

Ich erlebe sehr vieles, was ich hier erfahren durfte und darf, als so wertvoll, dass ich es schade finden würde, wenn außer uns niemand davon erfährt.

So habe ich begonnen, Notizen zu machen und Material zu sammeln, vor allem auch Gruppenprozesse zu dokumentieren, um als Chronist Szenen, Aussprüche und kleine Sequenzen zu sammeln, um sie vor dem Vergessen zu retten.

So wird dieses Buch keinen roten Faden haben wie ein Film, sondern es wird eher wie eine Galerie mit verschiedenen Bildern unterschiedlicher Maler sein, die in einem Raum hängen und jedes für sich betrachtet werden kann. Es ist aber auch ein Tagebuch, da es eine chronologische Abfolge hat und sich daraus vielleicht der Weg erkennen lässt, den unsere Einrichtung geht.

Als Arzt und Psychotherapeut bin ich an die Verschwiegenheitspflicht gebunden. Die Personen, die in diesem Buch vorkommen, hat es gegeben, sie bekommen aber andere Namen und sollen von Außenstehenden nicht identifiziert werden können. Als Analytiker in der Tradition von Sigmund Freud, Alfred Adler oder Melanie Klein hat mich neben den Ereignissen, so wie sie geschehen sind, auch interessiert, was es denn im Hintergrund und im Untergrund dazu noch gegeben hat. Manchmal schien es mir sinnvoll, Szenen noch mit eigenen Gedanken zu ergänzen und verständlich zu machen. Parallelen zu unserer gesellschaftspolitischen Entwicklung sind mir immer wieder aufgefallen, sodass ich oft genug nicht umhingekommen bin, auch darauf Bezug zu nehmen.

Dieses Buch wendet sich an alle Menschen, die mehr über die faszinierende Welt der Arbeit mit jungen Menschen erfahren wollen, die drogensüchtig geworden sind und einen Teil ihres Lebens in unserer Therapiestation verbracht haben. Wenn es mir dabei auch noch gelingen sollte, mehr Verständnis, Achtung und Respekt für diese Menschen zu schaffen, die häufig nur Ausgrenzung und Entwertung erfahren haben, dann ist dieses Buch ein Erfolg und dann hat sich die Mühe gelohnt.

Der Zug ist jetzt sehr schnell unterwegs und die Landschaft verschwindet so schnell aus dem Blickfeld, wie sie kommt. Kurze Zeit kann ich eine Herde von Ziegen erkennen und einen kleinen windschiefen Stall. Der Stall ist so klein, dass ich mich frage, wie denn all diese Ziegen in diesen Stall hineinsollen, der noch dazu so brüchig wirkt – das Dach scheint nicht dicht zu sein und die Bretter und Balken können alles gerade noch zusammenhalten. Dass der Wind durchbläst, werden sie nicht verhindern können. Sehr schnell bin ich wieder bei unseren Patienten, von denen viele in ähnlichen Situationen gelebt haben: kalt, unsicher, keine Geborgenheit und dem Leben schutzlos ausgeliefert. An dieser Stelle merke ich, dass ich Gefahr laufe, hinter allem und jedem eine Symbolik für Sucht und Suchttherapie zu sehen und zu verallgemeinern. Schließlich sind nicht alle, die in unzureichenden Verhältnissen aufgewachsen sind, suchtkrank geworden. Andere, die wohlbehütet und geschützt aufgewachsen sind, wurden es sehr wohl. Trotzdem sei mir als Analytiker das freie Assoziieren erlaubt. So wird denn auch mein eigenes Unbewusstes in die Texte einfließen, aber das entspricht durchaus der Realität eines jeden von uns. Die modernen Neurowissenschaften belegen, dass über 90 Prozent unseres Handelns und unserer Entscheidungen unbewusst erfolgen. So wird ein sehr subjektives Bild einer Drogenstation entstehen, welches sich aus den Schnipseln zusammensetzen wird, wie ich sie gesammelt und wie ich sie erlebt habe.

Dazwischen möchte ich immer wieder auch einstreuen, wie mir Suchtthemen tagaus, tagein begegnen, sei es in der Zeitung, sei es im Radio oder Fernsehen, sei es im persönlichen Umfeld oder an den Orten, an denen ich mich aufhalte. „Raucher besiegen K." K. ist die Gesundheitsministerin, und so titelte eine Tageszeitung und brachte damit zum Ausdruck, welche Macht die Süchtigen in unserem Lande nach wie vor haben. Ich habe den Artikel nicht gelesen, nur die Schlagzeile am Allerheiligentag des Jahres 2007, als ich an einem Zeitungsständer vorbeijoggte.

Ich möchte mich an dieser Stelle bei allen bedanken, die bewusst oder unbewusst dazu beigetragen haben, dass dieses Buch entstehen konnte.

Meine Zugfahrt geht langsam zu Ende. Ich bin in jenen Teil Österreichs gekommen, in welchem Vierkanthöfe und sanfte Hügel die Gegend beherrschen. Mir fällt eine junge Frau ein, die aus dieser Gegend kommt, die nach einer Reihe von stationären Behandlungen auch einmal einen Anlauf in unserer Therapiestation machte. Sie hat es aber auch bei uns nicht geschafft, die Grenzen der Einrichtung zu respektieren. Sie ist an einem Nachmittag mit einem Mitpatienten in ein benachbartes chinesisches Lokal gegangen, hat Wein und Wodka gekauft und hat mit drei weiteren Patienten getrunken. Sie hatte 2,45 Promille. Wer im Haus Alkohol trinkt, wird umgehend entlassen. Dieses Ereignis hat mich damals sehr wütend gemacht. Ich frage mich, wie es ihr jetzt wohl geht. Ich fühle mich dabei erschöpft und deprimiert. Es tauchen resignative Gefühle auf, die mich manchmal dazu bringen, unsere Arbeit infrage zu stellen. Vor mir liegt das Buch „Ulysses" von James Joyce. Der Erzähler ist gerade in einer Drogerie: „Der Drogist blätterte Seite um Seite zurück. Sandgelb verschrumpelt, so riecht er scheint's auch. Schrumpfkopf. Und alt. Suche nach dem Stein der Weisen. Die Alchemisten. Drogen regen zwar geistig an, machen einen aber alt. Lethargie dann. Wieso? Reaktion. Eine ganze Lebensdauer in einer Nacht."

Auf dieser Straße bin ich Königin

Miriam ist eine junge Frau Anfang zwanzig. Auf den ersten Blick besticht ein blasses, ebenmäßiges Gesicht, die blauen Augen mustern die Umgebung aufmerksam, was in einem Gegensatz zu den müden Augenlidern steht. Das Gesicht hat etwas von einer Marmorstatue, da nur eine geringe Mimik zu beobachten ist, wenn sie spricht; das Steinerne bringt eine gewisse Kälte zum Ausdruck und eine Härte, die zu der Vorstellung führt, dass diese Frau auch unbarmherzig und rücksichtslos sein kann. Natürlich sind dies meine Fantasien, das versteht sich. Aus der Psychoanalyse wissen wir, dass vieles von dem, was wir in anderen sehen, Projektionen unseres eigenen Unbewussten sind. Die Miriam, die ich sehe, ist nicht die wirkliche Miriam, da sie und alles, was sie getan und gesagt hat, durch meine persönlichen Filter gegangen ist und subjektiv eingefärbt wurde. Sie ist zu einem Konglomerat geworden, das sich von der Realität noch weiter entfernt, wenn ich versuche, ihr Bild wiederzugeben. Bei Ihnen, liebe Leserinnen und lieber Leser, erfolgt die Wahrnehmung wiederum sehr individuell und selektiv und wird mit Ihren eigenen bewussten und unbewussten Erinnerungen kombiniert und vermischt. Kurz und gut: Die Miriam, die Sie vor Ihrem inneren Auge haben, hat mit der wirklichen Miriam wohl so gut wie gar nichts mehr zu tun – und das ist auch gut so, denn es geht ja nicht nur um ihre Person, sondern vor allem um das, was uns von ihr geblieben ist, nachdem sie unser Haus wieder verlassen hat.

Ich erinnere mich noch, dass sie einen Freund hatte, dessen bosnische Eltern ihn während des Jugoslawien-Krieges als kleines Kind in den letzten Bus gesetzt haben, der Sarajevo verlassen hat. Sie selbst konnten nicht gehen. Der kleine Junge war damals im Kindergartenalter und saß in einem Bus, der durch Kriegsgebiet fuhr, mit unbekanntem Ziel und ohne jemanden zu kennen. Der Bus scheint durchgekommen und nach Wien gekommen zu sein, wo sich engagierte Menschen um den Buben kümmerten und von wo er nach vielen Wirrnissen irgendwie in unser Bundesland kam. Er wuchs bei einer einheimischen Familie auf, besuchte die Schule und lernte einen Beruf, hatte aber mit schwersten emotionalen Labilitäten zu kämpfen und geriet ebenfalls in eine Drogenabhängigkeit. Die beiden entwickelten eine lange Partnerschaft, die über weite Phasen sehr destruktiv und von gegenseitiger Abhängigkeit geprägt war, ihnen aber doch so viel Halt gab, dass sie miteinander überleben konnten, auch wenn sie sehr viel und fallweise auch sehr hart miteinander konsumierten.

In Erinnerung ist mir an Miriam auch noch der Aufnahmetag ihres ersten

Aufenthaltes, der gleichzeitig auch der Entlassungstag war. Sie hatte mehrere Gramm Haschisch in die Sohle ihres Schuhs eingearbeitet, was den erfahrenen Augen und dem Spürsinn unseres Pflegeteams nicht entging. Von ärztlicher Seite darauf angesprochen, teilte sie mit, dass sie derzeit herzlich wenig Interesse an einer konsequenten Therapie hätte, und zog es vor, unser Haus wieder zu verlassen.

Wie jeder Mensch brauchte auch Miriam eine Strategie, um sich einen Rest von Selbstwertgefühl zu erhalten und Stolz zu bewahren. Dies gelang ihr dadurch, dass sie sich ein kleines Königreich schuf, in welchem sie jeden kannte, wo sie ihre Untertanen hatte und wo es nichts gab, was sie nicht kontrollieren konnte. Hier gelang es ihr, einen Ort zu beherrschen, der nur wenige Meter umfasste, aber das spielte für sie keine sonderliche Rolle, so wie sich die Regenten von kleinen Ländern möglicherweise genauso mächtig oder vielleicht sogar mächtiger fühlen als die von größeren. Miriam lehrt uns, dass letztlich nicht die Größe eines Reichs zählt, wenn es darum geht, Macht auszuüben und die Dinge zu beherrschen. Für sie genügten ein paar Meter Straße und ein alter Holzverschlag, in welchem Drogen gehandelt wurden. So konnte sie mit Stolz und Überzeugung sagen: „Auf dieser Straße bin ich Königin."

Miriam hat es auch verstanden, Menschen, die nicht zu diesem Königreich gehörten, z. B. Therapeuten oder anderen Teammitgliedern, zu vermitteln, dass es sich bei ihnen eigentlich um unwürdige Gestalten und bemitleidenswerte Geschöpfe handelt. Wer nicht durch harten Drogenkonsum geadelt war, gehörte nicht zu ihrer Welt, verdiente im besten Fall etwas Mitleid und wurde die meiste Zeit ignoriert. Manchmal fühlte ich mich in ihrer Gegenwart wie ein übergroßes und lästiges Insekt, welches in erster Linie stört. Dass ihr Königreich schmutzig und versifft war, irritierte Miriam nicht im Geringsten, und das war auch gut so: Sie konnte dort eine Identität als Königin leben und somit ihre Würde bewahren.

Infoscreen an der U-Bahn-Station

„Kokaintest bei Tennis-Weltranglistenerster Martina Hingis positiv. Die Schweizer Tennisspielerin tritt zurück." So lief eine Meldung über den Infoscreen an einer U-Bahn-Station, nachdem ich gerade an den Verkäufern einer

Obdachlosenzeitung vorbeigegangen war und an einer Gruppe von Jugendlichen mit Bierflaschen und Hunden, deren zweite oder erste Heimat in der
U-Bahn-Station zu sein scheint. Diese Tennisspielerin hat jetzt in meinem Kopf
einen Aufschlag gemacht und meine Gedanken wie einen Ball übers Netz an
einen anderen Ort geschlagen. War das nicht eine Wimbledon-Siegerin, die aus
Tschechien oder der Slowakei gekommen ist? Von der mir mein Chef, ein passi-
onierter Tennisfan, einmal sagte, dass sie ursprünglich nach Österreich gewollt
hätte, aber hier hätte man sie nicht genommen. Schnelle Einbürgerungen gibt
es doch oft bei kanadischen Eishockeyspielern und russischen Opernsängerin-
nen, was hat denn gegen Frau Hingis gesprochen? Hat das zuständige Minis-
terium schon geahnt, dass sie einmal ein Drogenproblem bekommen würde?
„Sie hat ihren Rücktritt erklärt." Was heißt das für sie? Keine Tennisturniere
mehr? Keine öffentlichen Interviews? Was wird aus ihrem sozialen Leben?

Morgen werde ich wahrscheinlich in der Zeitung wieder eine Liste all der
prominenten Kokser zu sehen bekommen, von einem Skispringer, dessen Koka-
inkonsum ihm in unserem Lande gerne nachgesehen wurde, sodass er beliebter
Co-Kommentator bei Sportübertragungen ist und Werbung für eine Super-
marktkette macht. Ein argentinischer Fußballspieler, der im Jahr 2000 wegen
einer Kokainvergiftung fast gestorben wäre, wird in seinem Heimatland wie ein
Heiliger verehrt und hat eine eigene Fernsehshow. Ein österreichischer Barde
hat nach wie vor volle Konzerthäuser und wurde trotz seines Konsums über
15 Jahre nur zu einer Geldstrafe verurteilt, die laut Medienberichten ungefähr
ein Viertel seines Jahreseinkommens ausmacht.

Bei unseren Patienten schaut das anders aus und ich frage mich wieder einmal, mit wie vielerlei Maß in unserem Land gemessen wird. Zumindest mit
zwei: Es gibt die eine Szene, in welcher Kokain dazugehört, das wird auch
von breiten Kreisen der Bevölkerung akzeptiert. Es gibt auch die etwas andere Szene, deren Angehörige üblicherweise aus sozial schwächeren Schichten
kommen oder Migrantenhintergrund haben, oder beides, denen schon bei
geringen Delikten schwere Strafen drohen, wozu auch Haft und Abschiebung
gehören. So ertappe ich mich bei sozialkritischen Betrachtungen, die nicht
die Motivation waren, dieses Buch zu schreiben. Aber ist es möglich, auch
nur irgendetwas über Drogen, Sucht und Abhängigkeit zu schreiben und dabei die sozialen Verhältnisse und Ungerechtigkeiten auszuklammern? Schon
spüre ich den Impuls aufsteigen, mich dafür zu entschuldigen oder zu recht-
fertigen, weil – ja weil – ja wegen was eigentlich? Mein Ärger ist nicht an die
Drogenkonsumenten gerichtet. Eine Suchterkrankung macht auf lange Sicht

alle gleich, egal ob sie zur Upperclass gehören oder zu den bodenständigeren Schichten. Die Gesundheit des einen wird genauso angegriffen wie die des anderen. Und beide verdienen eine optimale medizinische Behandlung sowie ein faires gerichtliches Verfahren.

Ärgerlich ist die Spaltung in unserem Land, in welchem es Gruppen gibt, die nur laut nach strengen Strafen rufen, wenn es sich um sozial schwache, einfache und unterprivilegierte Betroffene handelt. Bei prominenten Konsumenten habe ich aus diesen Mündern und Hälsen noch nie gehört, dass „endlich einmal hart durchgegriffen" gehört, um unsere Kinder zu schützen. Immerhin sollten gerade Prominente und Idole sich ihrer besonderen Verantwortung bewusst sein, da viele Kinder und Jugendliche dazu neigen, diesen Menschen nachzueifern und sie sich als Modelle und Vorbilder zu nehmen. Wie soll denn auch ein Unrechtsbewusstsein entstehen, wenn jeder sieht, dass der Konsum von bestimmten Menschen keinerlei gravierende Folgen hat? Und wieder merke ich, wie schwierig es ist, über Drogen zu sprechen oder zu schreiben, ohne auf einem Niveau gesellschaftskritisch zu werden, welches sich etwas pubertär anfühlt.

Gedicht für eine Weihnachtskarte

Schwärze zieht über das Land.
Frost kriecht von oben herab.
Kaltes Mondlicht schafft gespenstische Schatten.

Licht, Wärme, Sicherheit?

Bestimmt nur, wenn es uns gelingt,
einen hellen Geist zu haben,
ein warmes Herz
und uns immer zu versichern,
wohlwollend und verlässlich zu sein.

Endlich Alkohol! – Eine kleine Rückfallgeschichte

Wir kommen erst an einem Donnerstag dazu, einen Rückfall vom Wochenende zu bearbeiten.

Richie erzählt: „Ich hatte Wochenendausgang und habe einen Bekannten getroffen. Das Erste, was er gefragt hat, war, ob ich Schugi (Heroin) hätte. Ich hatte natürlich keines, aber es hat mich schon am Vormittag ungemein angemacht. Von da an ist alles miserabel gelaufen. Ich bin so ein dummer Hund! Ich bin mit Yoshi in dieses Einkaufszentrum am Stadtrand. Es hat mich etwas angemacht, irgendetwas, und wenn es nur Alkohol wäre. Aber es wäre so blöd, in aller Öffentlichkeit ein Bier zu trinken. Außerdem arbeitet meine Tante hier. Dann würde es nicht lange dauern, bis es mein Vater weiß. Und der würde wieder Gas geben, wie er es immer gemacht hat, wenn ich etwas angestellt habe. Irgendwie habe ich es dann doch geschafft, aus dem Einkaufspark nüchtern wieder herauszukommen. Ich habe mich an der Bushaltestelle von Yoshi getrennt, wir haben vereinbart, uns am Abend wieder zu treffen. Aber im Bus habe ich wieder einen Kollegen getroffen. Schon wieder musste ich „Nein" sagen und es ist mir immer schwerer gefallen, die Gedanken, etwas zu konsumieren, zu unterdrücken. Es hat sich in mir festgesetzt und die Stimme, die sich dagegen ausgesprochen hat, ist immer leiser geworden. Ich habe versucht, mich mit Fernsehen zu dämpfen, ich war so nervös. Ich habe schon Bilder von Alkohol gesehen, Cannabis gerochen und eine Nase Kokain auf der Schleimhaut gespürt. Ich habe mir das Feeling vorgestellt, wie gut es dann sein würde, wie unbeschreiblich gut! Dann habe ich versucht, die Drogengedanken mit Duschen wegzubringen und mich zu beschäftigen. Als Ersatzbefriedigung habe ich mir überlegt, ich könnte Weiber reißen gehen. Wir sind dann in eine Disco gefahren, ins E. Mein Freund ist so schnell und gefährlich gefahren, dass ich während der Fahrt gar nicht an Drogen gedacht habe."

An dieser Stelle meldet sich René aus der Gruppe: „Du lügst! Du hast doch schon am Vormittag im Auto gesagt, heute sauf ich etwas. Das weiß ich doch!" In der Gruppe beginnt die Stimmung zu kippen. Wir anderen sind fast schon mitleidig gewesen, weil das dämonische Verlangen so übermächtig war und Richie so lange und so heldenhaft gekämpft hat. Es mischen sich nun einige Komponenten von Ärger dazu, insbesondere bei R., der meint, dass das blöd sei, was B. jetzt gemacht hätte, nämlich so zu tun, als ob er nicht genau gewusst hätte, was er gemacht hätte.

Trotzdem setzt Richie seine Geschichte fort. „Um 22 Uhr sind wir in die Disco, zunächst habe ich nur Red Bull getrunken. Zu Mitternacht habe ich dann aber doch den Entschluss gefasst, etwas Alkoholisches zu trinken. Es sollte aber niemand etwas merken. Schließlich geriet ich in einen Zustand, in welchem mir alles egal war. Ich wollte einfach nur Alkohol haben, sonst nichts. Dabei hatte ich sogar noch ein Mädchen kennengelernt gehabt und mit ihr geschmust. Es hat aber nichts geholfen. Schließlich war es so weit. Bernie, der dabei war, ist gegangen und dann habe ich mich frei gefühlt. Endlich war es dann so weit. Endlich Alkohol! Komischerweise habe ich nach dem ersten Bier Kopfschmerzen bekommen. Da schien es mir notwendig, schnell noch ein Bier zu trinken. Tatsächlich waren die Kopfschmerzen dann vorbei. Aber nur für kurze Zeit, sodass noch mehr Bier notwendig wurde. Dann ging es halt weiter, wie es immer ist. Ich habe noch den Marcel getroffen, der wieder einmal ziemlich angekifft war. Dann ist es gekommen, wie es kommen musste. ‚Komm‘, hat er gesagt, ‚komm, tu doch nicht so, ein bisschen geht schon, ein bisschen, ein bisschen geht immer.‘ Das war vor der Disco. Kurz hat eine Stimme in mir noch gesagt, dass das nicht gut ist, kiffen kann man mir nachweisen! Nur, nach all dem Bier war es mir egal. Irgendwie kriege ich das schon wieder hin, und dann sind die anderen Sachen halt auch noch dazugekommen, wie es immer ist, wenn ich betrunken bin."

Heute, zwei Jahre später, freuen wir uns, dass Richie es geschafft hat. Wir wissen es von seinem Vater, einem Wäschereifahrer, der gelegentlich auch zu uns kommt. Außerdem habe ich ihn auch im Rahmen einer Führerscheinuntersuchung getroffen. Er hat den Führerschein wieder, er hat einen Job, hat eine Freundin, die nicht konsumiert, und ist selbst seit über einem Jahr clean. Er weiß jetzt, was geht und was nicht geht.

Spice-Boys und ein Spice-Girl

Spice ist für uns keine neue Substanz. Es handelt sich um eine Gewürzkräutermischung, die zumindest laut Aufschrift lediglich wie ein Räucherstäbchen verwendet werden sollte und nicht für den Konsum gedacht ist. Außerdem darf es – ebenso laut Aufschrift – in Amerika nicht verkauft werden. Die Inhaltsstoffe haben recht klingende Namen. Was genau damit gemeint ist, erschließt sich wahrscheinlich nur einem Universitätsprofessor für exotische Botanik oder einem gewieften Kundigen der magischen Kräuter. Maconha Brava ist jedenfalls die Zornia Latifolia. Bei Leonorus Sibiricus ist es schon etwas einfacher. Dieses Kraut heißt auch Marihuanilla.

Vor meiner Urlaubszeit waren alle Betten belegt, die Stimmung schien recht gut, was nach eigenen Erfahrungen nicht unbedingt bedeutet, dass alles in Ordnung ist. So heißt es ja auch von Männern, die fremdgehen, dass sie in dieser Zeit besonders nett und zuvorkommend zu ihren Ehefrauen seien. Wahrscheinlich gehört es zu den charakteristischen Veränderungen im Weltbild von Suchttherapeuten, dass in uns düstere Ahnungen aufsteigen, wenn jemand sagt, es gehe ihm gut. Misstrauen ist ein schleichendes Gift, welches den therapeutischen Optimismus zersetzen kann. Der Schritt zu Nihilismus oder Paranoia ist dann nicht mehr weit. Das fröhliche Lachen einer Patientin wird dann urplötzlich zu einem dämlichen Meckern und gilt dann schon als untrügliches Zeichen für Spice-Konsum. Auch die Augen, die etwas rötlicher und glasiger erscheinen als sonst, verweisen darauf, dass wohl wieder einmal ein Spice-Joint geraucht wurde. Und hat es nicht vorher so eigenartig nach Vanille gerochen? Die drei Patienten in der Laufgruppe, die sich abgesetzt haben und in einem Maisfeld verschwunden sind: Was werden die jetzt wohl machen? Und diese ungewöhnlich ausgelassene Stimmung im Bus, bei der letzten Freizeitbegleitung am Samstag, spielen hier auch irgendwelche Substanzen eine Rolle, auch wenn die Harnkontrollen dann alle negativ waren? Im Nachhinein hat sich dies alles bestätigt, nachdem die Spice-Epidemie aufgeflogen war, letztlich durch einen für uns glücklichen Zufall, der aber auch darauf hinweist, dass Drogenkonsum zunehmend unvorsichtig und leichtsinnig macht. Eine leere Spice-Packung in der Hosentasche von Adrian, als die Wäsche aufgehängt wurde. Bei aller Bereitschaft, das Vertrauen nicht ganz aufzugeben – der laute Ausruf: „Das ist nicht meine Hose!", ging uns dann doch zu weit.

Es erstaunt mich wirklich, mit welcher Überzeugung und Perfektion manche Menschen die Rolle des Empörten mimen können. Das wirkt in diesem Moment dann so glaubwürdig und eindrucksvoll, dass ich versucht bin zu sagen: „So etwas kann jemand nicht spielen." Der Tonfall, der Gesichtsausdruck, der Blick, die Körperhaltung, die Anspannung, die Erregung – alles nur getürkt, vorgetäuscht und verlogen? Sind unsere Patientinnen und Patienten wirklich so begnadete Schauspieler, dass sie im Brustton der Überzeugung über das

Unrecht klagen können, welches ihnen zu widerfahren droht, und dass all die ausgesprochenen Verdachtsmomente nichts anderes seien als Unterstellungen und Ausdruck einer kranken Fantasie der Therapeuten? Sollte ich dieser Empörung einen Namen und ein Gesicht geben und sie personifizieren wollen, dann würde mir sehr schnell Adrian einfallen. Nachdem drei Spice-Konsumenten identifiziert waren, haben wir vonseiten des Teams mitgeteilt, wir würden vermuten, dass diese drei nicht die Einzigen seien. Dies forderte eine flammende Rede des schon genannten Empörten heraus: Was wir uns denn einbilden würden, mit derart haltlosen Verdächtigungen einem das Leben noch schwerer zu machen, als es ohnehin schon sei. Er sei doch nicht verrückt. Er sei hier, um Therapie zu machen, und käme doch nie auf die Idee, hier irgendwelche Drogen zu konsumieren. Das Risiko sei ihm viel zu groß, das müsse doch jedem klar sein. Wenn er hier hinausfliege, dann müsse er ins Gefängnis, und darauf werde er es doch wirklich nicht ankommen lassen!

Nun, das hatte gesessen. Wir waren in unseren Verdächtigungen offensichtlich wirklich zu weit gegangen und hatten in unserem Rundumschlag wohl jemanden getroffen, der sich dadurch sehr verletzt und gekränkt zeigte. In mir entstand ein schlechtes Gewissen, ich war beschämt und betroffen. Heute weiß ich: Es war alles gelogen. Breit ins Gesicht und gegenüber der ganzen Gruppe. Niemand hat etwas dazu gesagt, auch nicht die Mitpatientinnen und Mitpatienten, von welchen sicher einige, vielleicht sogar alle wussten, dass alles, was er gesagt hatte, die Unwahrheit war – die reine Unwahrheit, nichts als die reine Unwahrheit.

Natürlich ist in einer derartigen Situation nicht klar, worüber der Ärger größer sein soll: über ihn oder über mich? Es überwiegt wohl Letzteres. „A rose is a rose is a rose is a rose", schreibt Gertrude Stein 1913. Die Dinge sind so, wie sie sind. So gilt auch: „Ein Patient ist ein Patient ist ein Patient ist ein Patient." So wie die Rose als Rose sein darf, wie sie ist, ohne Wenn und Aber, trifft dies auch für unsere Patientinnen und Patienten zu. Seien es nun Stacheln oder Manipulationen, es gehört dazu und ist so zu akzeptieren, wie es ist. Ich kann mir an einer Rose wehtun und dieser Schmerz ist real, aber was kann die Rose dafür? So kann ich mich auch an einem Patienten verletzen, und das kann ebenfalls sehr schmerzhaft sein. Aber im Gegensatz zu einer Pflanze hat ein Mensch ein Bewusstsein und einen freien Willen. Er kann die Konsequenzen seines Handelns voraussehen und Verantwortung für das übernehmen, was er tut. Aber kann ein Suchtkranker dies jederzeit und überall? Kann ein Mensch, der die letzten Jahre in der Szene und auf der Straße verbracht hat und für den es zu einer Überlebensstrategie geworden ist, zu lügen, zu täuschen und andere zu übervorteilen, so einfach umschalten und innerhalb von wenigen Tagen zu einem offenen, ehrlichen und absolut vertrauenswürdigen Menschen werden? Sich diese Fragen zu stellen, gestehe ich mir zu, auch wenn die Antworten offensichtlich sind. Aber was heißt das? Wenn der absolut vertrauenswürdige, ehrliche und liebenswürdige Mensch den einen Pol repräsentiert, die schmerzhaften Stacheln der Rose den anderen, und wenn es den absolut vertrauenswürdigen, offenen und ehrlichen Menschen nur als Idealzustand und in der Realität nicht gibt, dann befinden wir uns alle auf einem Kontinuum zwischen diesem ethisch und moralisch idealen Menschen und einer stacheligen Pflanze. Der eine ist ein bisschen mehr Rose, der andere ein bisschen weniger. Diesen Gedanken finde ich tröstlich und ich kann mich damit auch etwas beruhigen.

Dass ich zur Spannungsreduktion gerade den Mechanismus der Rationalisierung verwende und mich gerne mit einer schönen und vernünftigen Lösung abspeise, ist mir in diesem Moment ziemlich egal.

Leider kann ich eine innere Stimme, die lachend herausruft, so etwas Kitschiges schon lange nicht mehr gehört zu haben, nicht ganz ignorieren. Es wird Zeit, das Thema zu wechseln.

Was ist ein Psychologe?

Zum Psychologiestudium gehört es, praktische Erfahrungen zu erwerben. Simon hat bei uns ein vierwöchiges Praktikum absolviert. Er hat sich sehr intensiv mit meditativen Techniken befasst und wir haben diese Gelegenheit genutzt und Achtsamkeitsübungen gemacht, um uns anhand der bewussten Wahrnehmung des Atemstroms so gut wie möglich im Hier und Jetzt zu erleben. Diese aus dem Buddhismus stammende Technik dient u. a. auch dazu, seine Gedanken besser unter Kontrolle zu bringen, was für Menschen mit süchtigen Anteilen sehr hilfreich sein kann.

An seinem letzten Tag habe ich ihn und die Gruppe gebeten, sich Rückmeldungen zu geben, damit auch er erfahren kann, wie er erlebt wurde. Nach einer längeren Phase des Schweigens sagte Beate: „Man merkt, dass du ein Psychologe bist. Wie alt bist du eigentlich?"

„22."

„Dann bist du ja nicht älter als wir."

Eine Stimmung von Überraschung und Unglauben breitete sich aus. Er ist nicht älter als wir und Psychologe!

Aus dem Sozioteam kam dann eine Frage: „Das würde mich jetzt schon interessieren. Woran lässt sich denn erkennen, dass er ein richtiger Psychologe ist?"

Nachdenkliches Schweigen.

Beate meinte dann: „Ja, er ist so ernst."

„Und ihr?"

„Wir … wir sind so verspielt."

Die Geschichte vom Äffchen und den zwei Bäumen

Wir verdanken Simon eine Geschichte, die für die Einleitung einer Meditation gut verständlich macht, um was es geht. Wir stellen uns zwei Bäume vor: den Baum der Vergangenheit und den Baum der Zukunft. Dann gibt es noch das Äffchen der Achtsamkeit. Normalerweise springt dies ganz wild hin und her, immer von einem Baum zum anderen. Wir denken an das, was war, oder an das, was kommen wird. Wir denken an die nächste Zigarette, anstatt den Augenblick zu erfahren und im Hier und Jetzt zu sein. Durch die Achtsamkeitsmeditation soll es gelingen, dieses Äffchen zu beruhigen, damit es auch einmal entspannt und gelassen zwischen den Bäumen und im Jetzt sitzen kann.

Vielschichtige ödipale Verwirrungen

Beate hat schon mehrere Entzugsbehandlungen hinter sich. In einer anderen Einrichtung hat sie sich in einen Mann verliebt und sie haben später geheiratet. Beide sind sie zu Beates Eltern gezogen. Ihr Mann hat sich sehr zu ihrer Mutter hingezogen gefühlt. Sie sind immer als Tandem aufgetreten, z. B. wenn sie Beate besucht haben. Inzwischen haben sich die Eltern scheiden lassen. Die Mutter und Beates Mann sind zusammen weggezogen. Sie sind jetzt ein Paar. Beate kann ihren Mann telefonisch nicht mehr erreichen. Sie will sich jetzt scheiden lassen und zum Vater ziehen.

Wenn der Vater ein Hochstapler ist

„Wenn der Vater ein Hochstapler ist, dann gründet er eine Firma, lässt andere für sich arbeiten, liegt den ganzen Tag im Freibad und macht teure Flugreisen. Wenn der Vater ein Hochstapler ist, dann fährt er einen Mercedes und die Schulden werden immer größer. Wenn der Vater ein Hochstapler ist, dann geht seine Firma in Konkurs und unser Haus wird versteigert und wir müssen ausziehen. Wenn der Vater ein Hochstapler ist, dann gründet er immer wieder neue Firmen oder verkauft tschechische Führerscheine an Menschen, die man den ganzen Tag nicht nüchtern sieht. Wenn der Vater ein Hochstapler ist, dann übernimmt die Oma einen Teil seiner Schulden und bringt ihr eigenes Haus als Sicherheit ein. Wenn der Vater ein Hochstapler ist, dann wird schließlich auch das Haus der Oma versteigert und die Großeltern sind ruiniert. Wenn der Vater ein Hochstapler ist, sind die Eltern geschieden und die Töchter müssen sich um die Großeltern kümmern, die jetzt pflegebedürftig geworden sind. Wenn der Vater ein Hochstapler ist, finde ich hinter den Scheibenwischern meines Autos immer wieder Briefe und Zettel von Menschen und Firmen, bei denen er Schulden hat und die sich erkundigen, wo er jetzt ist. Wenn der Vater ein Hochstapler ist, muss ich lernen, mit dem Hass, den ich gegen ihn habe, umzugehen und mehr inneren Abstand zu bekommen. Das ist mir während der Therapie gelungen."

Gutes Auskommen mit den Eltern

Christoph ist 19 Jahre alt. Er leidet darunter, dass die Eltern sich haben scheiden lassen. Einige Zeit konnte er den an der Seite der Mutter frei gewordenen Platz einnehmen. Es gab sonst nur noch eine jüngere Schwester. Christophs Mutter hat dann wieder eine partnerschaftliche Beziehung aufgenommen, wodurch dieser Platz gefährdet wurde. Das Unglück seines Lebens bringt er damit in Verbindung, dass Herbert in die Familie eingetreten sei. Er begann verstärkt zu konsumieren, teilweise auch zu Hause, was seine Position noch mehr schwächte. Als seine Mutter vom neuen Lebensgefährten ein Kind erwartete, hatte er endgültig verloren. Nun konnte Herbert sagen: „Er oder ich!", und es war klar, dass sich in dieser Situation die Mutter für den Lebensgefährten und gegen den Sohn entscheiden musste. Schließlich klappte es beim Job nicht mehr und Christoph bekam dazu noch eine Psychose.

Nun gab es das Angebot, nach der Therapie wieder zu Hause einzuziehen. Zum Bruch kam es aber, als er gegenüber der Mutter betonte: „Ich habe dir doch gesagt, dass ich mit dem Kiffen nicht aufhören werde!" Als Nächstes wollte er die Therapie abbrechen, überlegte es sich aber und es kam auch wieder zu einer Annäherung an die Familie. Am Wochenende war er zu Hause und es ist offensichtlich recht gut gegangen.

In der Gruppe wird er darauf angesprochen. Daraufhin teilt er mit, seine Meinung geändert zu haben.

„Ich habe es mir überlegt. Ich möchte versuchen, nichts zu nehmen."

Dem Gruppenleiter bleibt der Zweifel im Gesicht des Bezugstherapeuten, der neben Christoph sitzt, nicht verborgen.

„Dein Therapeut hat offensichtlich seine Zweifel. Hast du es wirklich im Sinn, nüchtern zu bleiben?"

„Schon."

„Du kommst, wie es scheint, mit deinen Eltern ganz gut aus, wenn du nüchtern bist."

„Ja, aber ich komme mit ihnen sonst auch gut aus – wenn sie nichts merken, und das tut sie sowieso nicht."

Verdrossen oder nichts wissen?

Unlängst waren in Österreich Nationalratswahlen. In den Medien ist von einem „Erdrutschsieg der Rechten" zu lesen. Viele sind entsetzt und geben sich moralisch entrüstet. Anderen macht es Angst und es schafft Betroffenheit, wenn etwa in israelischen Zeitungen davon die Rede ist, dass sich im Zentrum Europas wieder das Haupt des Rassismus erhoben hatte. Was besonders auffällt, ist, dass der Zustrom dieser Parteien bei jungen Menschen offensichtlich besonders groß ist: 40 Prozent der unter Dreißigjährigen haben eine der beiden Rechtsparteien gewählt. Auch der Anteil der Nichtwähler ist bei den Jungen besonders hoch. Die Frustration hinsichtlich des Wahlergebnisses ist im Team spürbar, zumindest bei Einzelnen, und entlädt sich auch ein wenig in der

Gruppe. Hier sitzen sie ja, die Jungen, die zumindest statistisch Rechts-außen-Gesinnungen haben oder ein politisches Desinteresse! Unsere Patientinnen und Patienten gehören ausschließlich der Gruppe der Nichtwähler an.

Die meisten haben gar keinen Pass mehr und dürfen nicht wählen.

Für die anderen spricht Sabine. „Wie soll man denn auch wählen gehen, wenn man nicht weiß was und überhaupt keine Ahnung hat, worum es dabei überhaupt geht?" Das ist verständlich. In der Szene oder auf der Straße lässt sich vieles über das Leben und das Überleben lernen. Was für einen Stellenwert haben dort Ethik und Demokratiebewusstsein? Ist es Aufgabe einer Drogen-station, politische Bildung nachzuholen?

Immerhin verabschieden wir heute eine Mitpatientin, die 278 Tage stationär bei uns war.

Im praktischen Alltag legen wir großen Wert auf Partizipation, Mitbestim-mung und Transparenz. Wir haben viele autoritäre Strukturen abgebaut, zumal die Drogentherapie früher sehr repressiv und reglementierend aufge-baut war. Wir glauben daran, dass es nützlich und sinnvoll ist, wenn wir die Therapiestation als gemeinsames Projekt verstehen, sich alle gemeinsam an der Entwicklung unserer Einrichtung beteiligen und so viele Entscheidungen wie möglich auch unter Einbeziehung unserer Patientinnen und Patienten getroffen werden. Wir nehmen uns viel Zeit für Diskussionen und Reflexio-nen, bis wir zu konsensuellen Lösungen finden. Das nervt manchmal auch, wenn einige dabei sind, die die Geduld nicht aufbringen. Wir vermeiden Abstimmungen, da dies im Dienste von Spaltung steht und immer eine Gruppe zu Siegern und die andere Gruppe zu Verlierern macht, die sich dann ohnmächtig fühlt, auf Rache sinnt und auf die Gelegenheit einer Revanche wartet. Wir glauben, dass demokratische Mitverantwortung nur dort gelernt wird, wo sie auch gelebt werden kann. Für eine aktive Beteiligung am öf-fentlichen Diskurs braucht es aber noch viel mehr. Ich werde mir überlegen, was wir tun können.

An einem Abend nach den Wahlen fragte ich meinen 14-jährigen Sohn, wie er sich denn erkläre, dass 40 Prozent der Jugendlichen rechts außen gewählt haben. Er meinte dann, das sei doch sonnenklar. Das hätte er mir gleich sagen können. Das erstaunt mich dann etwas und ich bitte ihn um die Erklärung. „Bitte nichts Rassistisches!", rufe ich innerlich.

Vergeblich.

„Erstens", sagt er, „die Jungen mögen keine Türken."

Bitte nicht!

„Außerdem", fügte er hinzu, „finden es die meisten cool, etwas Böses zu tun."

Das wird heutzutage ganz speziell ausgesprochen, so wie „etwas Pöhses".

Das macht es auch nicht besser.

Schon wieder Spice-Alarm!

Es war keine zwei Monate her, dass wir die halbe Station entlassen hatten, weil im Haus Spice geraucht wurde. Diesmal war es ein Zettel im Kummerkasten mit vier Namen drauf.

„Drogenalarm!"

In einem Haus wie dem unseren ist dies ein bisschen wie der Herzalarm in der inneren Medizin. Jeder muss seine gewohnten Tätigkeiten unterbrechen. Das Routineprogramm wird heruntergefahren, es wird tief eingeatmet, Augenbrauen werden hochgezogen, Lippen verkniffen und Blicke ausgetauscht, es wird laut hörbar wieder ausgeatmet. Es freut niemanden, aber es muss sein – Ärmel hochkrempeln und an die Arbeit. Die Zimmer werden abgesperrt, es werden Harnkontrollen durchgeführt und alle müssen zeigen, was sie bei sich haben. Bei Kevin werden wir fündig, er hat eine Packung Spice in der Hosentasche. Ja, er habe es ins Haus gebracht, nein, er habe es niemandem gegeben, selbstverständlich nicht, wo würden wir denn hindenken, und selbst wenn er etwas wüsste, würde er es uns nicht sagen.

Das kennen wir schon. Schweigen und abstreiten, bis es nicht mehr geht, und nie und nimmer jemanden „verraten". Das ist das höchste Gut. Klein Chicago. Wer irgendetwas über einen anderen verrät, und wenn er ihn persönlich noch so nicht ausstehen kann, hat sein Leben in der Therapiestation mehr oder weniger verwirkt. Es wird sich herumsprechen, er oder sie wird im Lukasfeld keine ruhige Minute mehr haben und muss damit rechnen, nach der Entlassung von einem Schlägertrupp aufgesucht zu werden.

Teamsitzung am nächsten Tag: Es ist klar, dass mehrere im Haus konsumiert haben. Das Vertrauen ist massiv gestört und wir können nicht zu einem normalen Alltag übergehen. Was tun?

Eine Entscheidung steht an, das ist meine Verantwortung als Stellenleiter.

Einige Blicke richten sich auf mich.

Die übliche Option von konsequenten und häufigen Harnkontrollen kommt ja nicht in Frage, da Spice mit unseren Schnelltestverfahren nicht nachweisbar ist. Für eine Untersuchung an spezialisierten Instituten sind etliche Tage oder Wochen einzurechnen, so lange können wir mit einer Entscheidung nicht warten. Und außerdem würde der Nachweis, sofern er denn auch gelingt, an einem gerichtsmedizinischen Institut in der Gegend von mehreren tausend Euro liegen.

Also, was tun? Der innere Druck steigt, eine Entscheidung steht an. Zum Glück habe ich einen inneren Nothelfer, den ich in derartigen Situationen befragen kann. Es handelt sich um Rudolf Dreikurs, einen der wichtigsten Exponenten meiner psychotherapeutischen Schule, der Individualpsychologie nach Alfred Adler. Von ihm gibt es aus den 60er-Jahren und später eine Reihe von Erziehungsberatungsbüchern, und er hat sich nicht nur um die Psychotherapie, sondern auch um die Pädagogik verdient gemacht. Was ich davon mitgenommen habe, ist vor allem der Hinweis, dass es für alles, was wir tun, natürliche und logische Konsequenzen gibt und dass wir aus den Folgen lernen können.

In unserem Fall muss es ja so sein, dass jemand das Spice mitgebracht hat, wohl am ehesten im Rahmen eines Ausganges. Wenn es darum geht, um den drogenfreien Raum zu kämpfen, dann steht eine Reaktion an, die alle auch spüren. Eine logische Konsequenz wäre dann, dass es bis auf Weiteres keine Ausgänge mehr gibt, um zu verhindern, dass im Rahmen eines Ausgangs neuerlich Spice organisiert und ins Haus gebracht wird. Nachdem uns niemand sagt, wer die Drogen ins Haus gebracht hat, kommt natürlich auch jeder in Frage, und somit muss diese Maßnahme alle auf gleiche Art und Weise treffen, das ist keine Sippenhaftung. Natürlich ist es so, dass innerhalb der Patientengruppe jeder weiß, wer es ins Haus gebracht und wer es konsumiert hat. Aber es will weiterhin offiziell niemand etwas wissen und niemand etwas sagen. Wahrscheinlich bräuchten wir drei Wappentiere für unsere Therapiestation. Der Affe, der sich die Augen zuhält, der andere, der sich die Ohren zuhält, und der dritte, der sich den Mund zuhält.

Meine Idee wird vom Team gutgeheißen und schließlich entscheiden wir uns, dies in der Gruppe um halb neun mitzuteilen. Das mache ich dann auch, nachdem wir einiges Organisatorisches besprochen und unsere Meditation durchgeführt haben.

Die Reihe ist dann an mir. „Es ist bekannt, dass im Haus mehrere Personen

Spice geraucht haben. Von einem haben wir erfahren, der ist gestern auch gegangen, aber wir gehen davon aus, dass es noch mehrere sind. Auf dieser Grundlage können wir nicht arbeiten. Wir brauchen eine Klärung, die Luft ist faul, wir können kaum atmen. Bis auf Weiteres wird es keine Ausgänge geben, auch keinen Patienteneinkauf, da wir damit rechnen müssen, dass Leute hier sind, die Spice, vielleicht auch andere Substanzen besorgen und weitergeben oder gemeinsam mit anderen konsumieren. Wer dazu etwas sagen und mitteilen möchte, ist herzlich eingeladen. Dass entsprechend dem mir bekannten Ehrenkodex niemand einen anderen verraten möchte, ist mir bewusst. Ich halte das aber für keinen Verrat, da es sich für die Einrichtung um eine Notsituation handelt und es um die Rettung der Therapie geht. Wer nichts sagt, macht sich dafür mitverantwortlich, dass vielleicht noch andere hineingezogen werden, die bislang noch Nein sagen konnten, aber vielleicht schon in den nächsten Stunden die Energie dafür nicht mehr aufbringen können. Wer nichts sagt, nimmt in Kauf, dass Unschuldige Schaden erleiden müssen. Das ist für mich der eigentliche Verrat. Es ist jetzt 8.45 Uhr, die Gruppe dauert auf jeden Fall bis 9.30 Uhr, wie immer, und wenn niemand etwas zu sagen hat, werden wir in dieser Zeit heute schweigen."

Viel ist dann nicht mehr gesprochen worden. Ich war auch nicht bereit zu verhandeln. Das muss spürbar gewesen sein.

8.50 Uhr: Spannung, Nesteln, Schweigen.
8.55 Uhr: Spannung, Nesteln, Schweigen, Schlafen.
9.00 Uhr: Spannung, Nesteln, Schweigen, Schlafen, Scharren.

Für einen Analytiker sind Schweigephasen immer sehr spannend, wobei es ja ein Irrtum ist, wenn manche glauben, es würde in dieser Zeit nichts passieren. Im Gegenteil sind wir alle viel mehr mit unseren Gedanken und Gefühlen konfrontiert, es tauchen innere Bilder und Sequenzen auf, ganze Filme laufen vor dem inneren Auge ab. Die Bilder, die in Therapeuten aufsteigen, können diagnostisch sehr aufschlussreich sein und sagen etwas über den derzeitigen Zustand der Gruppe und das eigene Befinden in der Gruppe aus. Das Hier und Jetzt in der Beziehung – darum geht es in der Psychoanalyse. Da die Bilder tief aus dem Unbewussten aufsteigen, können sie beim ersten Hinschauen nicht gleich verstanden oder enträtselt werden. Sie können ein Schlüssel oder ein Code für Material sein, das der Therapeut selbst verdrängt und welches üblicherweise vom inneren Zensor nicht durchgelassen wird.

In meinem Fall ging es um Ärger. Ärger auf die betroffenen Patientinnen und Patienten. Die Qualität der Wut war nicht „heiliger Zorn", auch keine reflektierte und verständnisvolle „Psychowut", wenn professionelle Therapeuten mit sanfter Stimme und gewählten Formulierungen über dieses Wutgefühl sprechen, das soeben in ihnen aufgestiegen ist und über welches sie sich gerne mit dem Gegenüber austauschen möchten. Nein, so etwas war es nicht. Es war vielmehr ein Bild.

Das Bild, welches assoziativ in mir entstand, war wie eine bemalte Karte oder wie bedrucktes Geschenkpapier, auf die Entfernung war es ein ornamentales Blumenmuster, wie Gänseblümchen oder Astern, aber in einer Mischung von grellem Pink und zartem Altrosa. Bei näherer Betrachtung dieses meines inneren Bildes stelle ich fest, dass es sich nicht um Blüten, sondern um Rosetten handelt.

Rosetten.

Feine, zarte, anale Rosetten. Axxxlochrosetten. Und die Blumen, die dazu eingeladen haben, an ihnen zu riechen, begannen plötzlich zu stinken. Nach anfänglichem Entsetzen und angewidertem Abwenden vom eigenen inneren Bild wollte ich dann aber doch Analytiker genug sein, um mich damit zu beschäftigen, was dieses Bild, welches ich sofort malen könnte, wäre ich nur dazu in der Lage, denn alles für Botschaften in sich barg.

Zunächst einmal geht es um Merkmale und Verhaltensweisen, die für die anale Zeit in den psychosexuellen Entwicklungsphasen typisch sind, am Beginn des zweiten Lebensjahres und in der Phase der Reinlichkeitserziehung. Typisch für anales Verhalten ist es, etwas nicht hergeben zu wollen, sich etwas zu verkneifen, angestrengt und angespannt, mit zusammengekniffenen Lippen. „Nein, Mama, ich gebe den Kot nicht her, lieber presse ich meine Pobacken zusammen und halte ihn zurück. Und wenn ich explodiere, dann ist es mir auch egal. Aber ich werde ihn euch nicht geben, nur weil ihr es gerade wollt. Und da könnt ihr mir alle Versprechungen machen, ihr könnt mir gut zureden, ihr könnt mich erpressen, ich mache jetzt nicht ins Töpfchen, unter gar keinen Umständen. Ihr könnt mich und das Töpfchen auf den Tisch stellen und drum herum tanzen. Ich werde hier sitzen bleiben, starren Blicks, und werde eure Ohnmacht und die Vergeblichkeit eures Bemühens genießen. Durch meine Verweigerung bin ich mächtig. Auch wenn ihr mich straft, diesen Kampf werde ich gewinnen, und ich werde stolz darauf sein, dass ich nicht nachgegeben habe. Mein Anus gehört mir, und wenn ich es so will, bleibt mein Schließmuskel zu!"

Aushalten !

30

Und wir in der Gruppe werden alles andere tun, als euch Elternfiguren, die ihr euch in unseren Kreis gesetzt habt, auch nur irgendetwas zu geben. Wir werden nichts sagen, keinen Funken, und auch nicht die geringste Andeutung von Information. Kapiert das endlich und lasst uns in Ruhe!

Da ist sie also, diese anale Dynamik, die in dieser Schweigephase so deutlich wird. Dieses Bild mit den Analblumen wird mir noch lange nachgehen. In dieser Dreiviertelstunde gab es den Raum für den Ärger, den ich im üblichen Alltag unterdrücke, mir nicht zugestehe und mir vielleicht sogar verbiete. Für diese Blumen fallen mir eine Menge Bezeichnungen ein. Ich werde es aber unterlassen, sie hier anzuführen. Schließlich soll dieses Buch nicht in eine Patientenbeschimpfung ausarten.

Nach dieser Schweigephase kam es im Laufe des Vormittags dann doch zum Laufen. Aus der Verstopfung wurde ein Durchfall und vier Leute haben mitgeteilt, konsumiert zu haben. Natürlich heißt es für diese vier: „Koffer packen und gehen." Es gibt aber dann eher die Chance auf eine Wiederaufnahme und wir können einen Neustart vornehmen.

Mini-Dialog: Eine Packung Zigaretten zum Geburtstag

Er bekommt von der Schwiegermutter eine Packung Zigaretten zum Geburtstag.

Ehefrau (zu ihrer Mutter): „Aber der raucht doch schon lange nicht mehr!"
Schwiegermutter: „Das macht nichts, der fängt schon wieder an."

Fantasien über einen Meditationstag

Nach längerer Vorbereitung gab es im Team einen Meditationstag. Es gibt seit einiger Zeit einen Kontakt mit einem ordinierten buddhistischen Mönch, der mit 30 Jahren seine berufliche Karriere mit psychologischer und psychotherapeutischer Ausbildung sowie einer Tätigkeit in der psychiatrischen Krankenpflege beendet hat. Er hat ein One-way-Ticket nach Indien erworben, wo er schon nach kurzer Zeit in ein Kloster eingetreten ist, um tibetischen Buddhismus zu praktizieren. Seit einigen Jahren lebt er wieder in Europa und kommt gelegentlich auch in unsere Gegend, wo ich ihn vor einem Jahr kennenlernte. Er weiß sehr viel über Sucht und psychische Störungen, er hat sich mit all den Krisen psychiatrischer Patientinnen und Patienten befasst und auch mit den verschiedenen Aspekten der Gewalt gegen sich und andere.

Wir haben als Team einen Tag mit ihm verbracht – mit ihm meditiert, ihm zugehört und viel über Achtsamkeit, Mitgefühl und die Bedeutung der täglichen Praxis erfahren.

Am nächsten Tag haben wir in der Großgruppe davon berichtet. Es war spannend zu hören, welche inneren Bilder in der Gruppe entstanden sind.

„Wie stellt ihr euch denn so einen Meditationstag vor?"

„Ja – also das war schon komisch, wie wir auf einmal den Mönch gesehen haben mit seiner roten Robe."

„Und ich habe mir gedacht, die liegen jetzt sicher den ganzen Tag herum, tun nichts und singen OM."

„Und vielleicht noch Marihuana rauchen und Hare Krishna singen!"

„Ja, irgendwie habe ich mir gedacht, die machen jetzt da unten voll die Orgie."

„Irgendwie haben wir gedacht, ihr seid gar nicht mehr da, und waren ganz überrascht, als wir euch draußen bei der Gehmeditation gesehen haben."

Es gibt viele wertvolle Botschaften aus buddhistischer Literatur, die wir an die Gruppe und die Menschen, die bei uns Therapie machen, weitergeben können. „Ihr seid alle perfekt. Ein bisschen vielleicht könntet ihr euch noch verbessern." Dieser in sich paradoxe Ausspruch von Shunryu Suzuki beinhaltet etwas ganz Wichtiges: „Ihr seid in Ordnung, so wie ihr seid." Das ist für die Ohren der meisten Menschen mit Suchtproblemen und für viele andere wahrscheinlich auch äußerst ungewohnt. Es ist aber diese konsequente und radikale Akzeptanz, die wahrscheinlich die wichtigste Grundlage für die therapeutische Beziehung darstellt. Ähnliches findet sich auch bei der deutschen Psychoanalytikerin Thea Bauriedl, die in einem ihrer Bücher schreibt: „Niemand kann sich ändern, wenn er nicht so sein darf, wie er ist." Dieser Satz ist mein wichtigstes therapeutisches Mantra und ist wohl das einzige Zitat, von welchem ich jederzeit sagen kann, in welchem Buch es steht und auf welcher Seite.

Wir haben an diesem Meditationstag von verschiedenen Menschenbildern erfahren, wie sie sich auch im Buddhismus finden. Eine Strömung ist davon überzeugt, dass die Anlagen zu einer umfassenden geistigen Entwicklung wie ein Samenkorn zu betrachten sind, welches kultiviert werden muss. Es braucht viel Aufwand, um zu erreichen, dass es aufgeht, es braucht eine optimale Pflege, um dies zu erreichen. Eine andere Strömung ist der Auffassung, dass alles in jedem Menschen von Anfang an da ist und dass wir in erster Linie Blockierungen und Hindernisse beseitigen müssen, um ein glückliches Leben zu ermöglichen.

Dies sind zwei wichtige Botschaften, die wir unseren traumatisierten drogenabhängigen Patientinnen und Patienten mit auf den Weg geben können: „Du bist in Ordnung so wie du bist", und: „Alles, was du brauchst, um glücklich zu sein, ist schon in dir drin."

Die Geschichte vom Zirkuselefanten

Wir fragen uns gelegentlich, ob es sinnvoll ist, unseren Hardcore-Patienten Geschichten vorzulesen und darüber zu sprechen. Wir nehmen vorweg, belächelt und für nicht ganz dicht gehalten zu werden, wenn wir mit solchem Kinderkram daherkommen. Wir wissen aber auch, dass manche nie jemanden hatten, der ihnen abends eine Geschichte vorgelesen hat. Manche hatten Eltern, die nicht lesen konnten. Andere hatten gar keine Eltern. Viele von uns Therapeuten erinnern sich gerne daran, wie angenehm und gemütlich es war, wenn unsere Mütter oder Großmütter uns Geschichten vorgelesen haben – abends, zum Einschlafen. Es war so geborgen. So warm unter der warmen Decke. Es hat unsere Fantasie angeregt, wir haben die Geschichten weitergesponnen, haben mit ihnen gelebt.

Wir würden so gerne eine Kultur des Vorlesens und des Geschichtenerzählens etablieren. Nun haben wir wieder einmal einen Anlauf genommen und sind gegen alle Erwartungen nicht ins Leere gelaufen, auch nicht ins offene Messer, sondern haben eine Gruppe vorgefunden, die angeregt und kreativ damit umgegangen ist.

Die Geschichte, die von einer Kollegin vorgelesen wurde, stammt von Jorge Bucar, darin erinnert er sich an seine Kindheit und wie ihn der Zirkus so sehr beeindruckt hat. Vor allem hat es ihm ein Elefant angetan, der sich während des Auftritts sehr stolz und mächtig präsentiert hat. Später war er an einem Holzpflock angebunden, einem winzigen Stück Holz, das nur ein wenig in die Erde getrieben war. Es hätte einen Elefanten, der Bäume ausreißen kann, nicht im Geringsten angestrengt, diesen Pflock auszureißen und wegzugehen. Warum hat er das nicht getan? Warum ist er nicht auf und davon gegangen?

Mit dieser Frage wird die Gruppe sich und ihren Fantasien überlassen. Es ist für uns alle ungewöhnlich, sich in das Gemüt eines Zirkuselefanten zu versetzen, der abseits der Manege auf feuchtem Grund irgendwo im Halbdunkel herumsteht. Ich kann sie sehen, diese großen Augen, die im Verhältnis zur Größe des Tiers dann doch so klein sind, umgeben von grauer, faltiger Haut. Diese Risse in einer Elefantenhaut erinnern mich an ausgedörrte Böden, trocken, hart, die Risse sind wie Schluchten, dunkle Spalten mit scharfen Kanten. Was für eine Farbe haben Elefantenaugen? Sind sie braun oder grau oder schwarz? Gibt es Unterschiede wie bei den Menschen? Rot würde gut passen ins Grau. Aber das gibt es nur bei Albinos. Weiße Elefanten – im Garten eines Maharadschas, mit Diademen und Perlen. Gibt es da nicht eine Donald-Duck-Geschichte von Carl Barks? Ich schweife ab. Ein Gefühl von Traurigkeit breitet sich aus, ein tiefes Bedauern. Ich schweife noch mehr ab. Mir fallen Wiesen ein, an welchen ich auf meinem täglichen Weg in die Arbeit vorbeifahre. Einige Zeit haben sich dort Dutzende von Gänsen getummelt, was schön anzusehen war, die großen schneeweißen Vögel auf der dunkelgrünen Wiese, aber es war nur so lange schön, bis mir der Grund dafür eingefallen ist, warum auf den Wiesen so viele Gänse waren. Am 11. November ist der Martinstag, „Martini", wie es hier heißt. Die Martini-Gans ist an diesem Tag eine besondere Spezialität, mit Knödel und Rotkraut, vielleicht noch Kastanien dazu. Seit ein paar Tagen sind keine Gänse mehr auf den Wiesen, nur noch ein paar Federn. Bis zum Tod waren diese Gänse vielleicht glücklicher als der Zirkuselefant.

„Er kennt nichts anderes!", tönt es aus der Gruppe. Das holt mich aus dieser deprimierten Stimmung wieder etwas heraus. Ach ja, es geht ja immer noch um den Zirkuselefanten. Ich betrete geistig wieder das Zirkuszelt und suche das dunkle Eck auf, in welchem der Elefant angepflockt ist. Von einem deprimierenden Ort zum nächsten.

Irgendwie, denke ich mir, sollte sich dieser Zirkuselefant rächen, für das alles, was ihm und anderen Tieren ständig angetan wird.

„Werden solche Elefanten nicht manchmal wütend?", frage ich.

„Ja", sagt Peter. „Meine Eltern waren letztes Jahr in Nepal und haben gesehen, wie dort einer der Reitelefanten wild geworden ist."

„Und was ist dann passiert?"

„Sie haben ihn so lange geschlagen, bis er wieder eine Ruhe gegeben hat."

So viel zum Thema Rache.

„Vielleicht ist unser Zirkuselefant ja ganz gerne da, vielleicht mag er die Leute."

„Das kann ich mir nicht vorstellen."

„Könnte er in der Wildnis überleben?"

„Wahrscheinlich nicht."

Peter: „Mein Opa lebt auf dem Land. Wir haben dort ein Wochenendhaus. Ich war als kleines Kind oft dort. Der Opa hat einmal einen kleinen Marder aufgezogen, mit einer Flasche. Der ist dann ganz zutraulich geworden."

„Und wie ist das mit dem Marder dann weitergegangen?"

„Sie haben ihn ausgesetzt."

Bevor ich mir zu lange darüber Gedanken mache, wie es einem mit der Flasche aufgezogenen jungen Marder im Wald ergeht, erzählt Peter noch weiter.

„Ein anderes Mal haben sie einen Fuchs aufgezogen. Den hat dann ein Nachbar bekommen. Dort hat der Fuchs gelebt wie ein Hund."

„Der kleine Prinz" fällt mir ein. „Wenn du mich zähmst, hast du Verantwortung …"

„Ein anderes Mal haben sie versucht, ein Reh aufzuziehen, das von einem Mähdrescher verletzt wurde und ein Bein verloren hat. Das ist aber leider gestorben."

Wenn ich schon über Tierschicksale nachdenke, fällt mir unser eigenes Kaninchen ein, welches fünfeinhalb Jahre auf der Dachterrasse lebte, allerdings alleine und sicher nicht artgerecht. Wir haben einmal versucht, unserer Lilly eine Kaninchen-Freundin zu organisieren. Diese wurde von Lilly auf der Terrasse dermaßen massiv angegriffen, dass wir um ihr Leben fürchten mussten und sie wieder in den Baumarkt zurückgebracht haben, wo ich sie gekauft hatte. Ich bin ja davon überzeugt, dass die meisten der Kaninchen von Baumärkten als Lebendfutter für Schlangen gekauft werden. Im Magen einer Python zu enden: Wäre das das bessere Schicksal für Lilly gewesen? Besser als fünf Jahre begrünte Dachterrasse mit 90 Quadratmeter, ganz für sich?

Es folgen noch einige Ideen, warum der Elefant sich nicht befreit, sondern dort bleibt – angebunden an einen Stock, der ihn nie und nimmer halten könnte: Vielleicht gefällt ihm der tägliche Applaus, für Futter ist gesorgt, vielleicht wird er auch oft gestreichelt. Wahrscheinlich hat er Angst vor dem Ungewissen.

Was würde ihn vielleicht doch fortlocken? „Ich könnte mir vorstellen, dass es schon Situationen geben könnte, in welchen er den Zirkus verlassen würde. So eine Situation könnte sein, wenn er in Asien wäre und es zieht eine Elefantenherde vorbei, mit einem hübschen Elefantenfräulein, welches ihm schöne Augen macht. So eine kesse Elefantenkuh könnte ihn vielleicht schon dazu bringen, den Stock auszureißen und dem Zirkus ‚Adieu!‘ zu sagen."

„Der Elefant ist wahrscheinlich ein Gewöhnungstier, er kennt die Freiheit nicht", lautet ein anderer Gedanke. „Wahrscheinlich hat er gar keinen Willen oder einen gebrochenen Willen." Immerhin ist für seine Grundbedürfnisse gesorgt. Jedes Ausbrechen ist mit Unsicherheit verbunden.

Schließlich wird der Text der Geschichte weitergelesen. Der Autor hat sich, als er sechs oder sieben Jahre alt war, gefragt, ob der Elefant dressiert war. Aber warum musste er dann angekettet werden? Vor einigen Jahren sei er auf die Antwort gestoßen. Er hat darüber nachgedacht, dass der Elefant es in seiner frühesten Kindheit wahrscheinlich oft versucht haben wird, den Stock auszureißen. Damals wird er sich sehr bemüht haben, aber er wird noch zu schwach gewesen zu sein, es zu schaffen. Er werde am Stock gerissen haben und dann erschöpft eingeschlafen sein. Er werde es immer und immer probiert haben, bis er die Ohnmacht akzeptiert haben würde. „Der Elefant flieht nicht, weil er glaubt, dass er es nicht kann."

Wir reflektieren noch etwas darüber. Ich biete die Idee an, dass dieser Pflock, der den riesigen und kräftigen Elefanten festhält, eine gute Metapher für Sucht und Drogen sein kann. Wie dieser Pflock verhindern Drogen ein Leben in Freiheit. Sie halten einen fest, sie dressieren einen, sie unterdrücken einen, obwohl der Geist doch stärker sein sollte. Drogen geben einem manchmal das Gefühl, sie würden es gut mit einem meinen. Wenn jemand aber versucht, ohne sie auszukommen, wird er von ihnen geschlagen. Diese Schmerzen sind dann die Entzugserscheinungen. Je länger und je öfter jemand an diesen Pflock gebunden ist, umso weniger kann er sich vorstellen, dass es auch ein Leben außerhalb des Zirkuszeltes gibt. Die Freiheit, die wirkliche Freiheit, denn es gibt keine Freiheit bei körperlicher Abhängigkeit, ist ein Leben ohne Drogen, und das macht Angst. Warum? Weil es ungewohnt ist, unbekannt, unvertraut und gänzlich neu. Aus der elterlichen Abhängigkeit ging es in die chemische Abhängigkeit und jetzt droht vielleicht noch die therapeutische Abhängigkeit, gefolgt von einer institutionellen und finanziellen Abhängigkeit der Rehabilitationseinrichtungen und Arbeitsprojekte.

Therapie muss mehr sein, als nur einen Pflock auszureißen oder eine Kette zu durchtrennen. Es muss sich jemand langsam an das Leben außerhalb des Zirkuszeltes gewöhnen, der Weg in die Freiheit kann nur schrittweise erfolgen. Freiheit heißt auch, selbst für alles Verantwortung zu tragen, was wir tun und was wir nicht tun, und Misserfolge nicht auf eine Krankheit, eine Störung oder eine Substanz zu schieben. Freiheit heißt auch, Bequemlichkeit aufzugeben, denn es lebt sich nicht mehr so einfach ohne Drogen. Dann vielleicht doch lieber am Pflock bleiben.

Jetzt darf man nicht einmal mehr

„Partner gefunden, Therapie vorbei", ist ein Satz, der zum Ausdruck bringt, dass partnerschaftliche Beziehungen, die innerhalb der Patientengruppe geschlossen werden, sich auf die Behandlung negativ auswirken. Die Betroffenen interessieren sich dann nur noch für diesen einen anderen und entfernen sich aus dem therapeutischen Prozess. Es schaffen derartige Paarbildungen auch viel Stress in der Gruppe, es gibt Eifersucht, es gibt Neid und es wird ein dominierendes Thema. Es ist eine treffliche Möglichkeit, von sich und seinen eigenen Problemen abzulenken, und somit heißt es nicht umsonst, dass Pairing im Dienste des Widerstandes steht.

So reagieren wir ziemlich sensibel, wenn es Hinweise darauf gibt, dass sich zwischen einem Jungen und einem Mädchen etwas entwickelt. Wir sind definitionsgemäß keine moralische Anstalt und kein Priesterseminar. Es gibt aber fachliche und professionelle Gründe, wenn wir uns gegen sexuelle Beziehungen aussprechen, die nur vorgeben, eine Partnerschaft zu sein, und die erfahrungsgemäß außerhalb der Drogenszene keinen Bestand haben.

„Pairing-Alarm!" Wenn dieses Signal vom Nachtdienst kommt, vom Wochenende oder aus der Freizeitbegleitung, dann bedeutet das eine Irritation, und wir haben uns vorgenommen, dies in der Gruppe immer sehr rasch anzusprechen. Das bringt uns aber auch ein, dass wir als kindisch und überempfindlich bezeichnet werden. Das ist noch die mildere Variante. Oft genug werden wir auch ausgelacht und für weltfremd und prüde gehalten.

Wir akzeptieren das. Manchmal entsteht Ärger, wenn wir sehen, dass die Strategie darin besteht, uns dadurch, dass wir ausgelacht werden, dazu zu bringen, vom Thema zu lassen, damit dann ungestört weiteragiert werden kann.

In einer Morgengruppe hat die Heftigkeit der Gegenreaktion aus der Pateintengruppe eher dafür gesprochen, dass „etwas läuft", als umgekehrt. Jetzt dürfe man nicht einmal mehr miteinander reden und die Köpfe zusammenstecken, schon heiße es, man habe etwas miteinander! Jetzt dürfe man nicht einmal mehr mit jemandem einen freundschaftlichen Kontakt haben, weil einem gleich vorgeworfen würde, man würde eine sexuelle Beziehung haben! Wir sind heute aber sehr konsequent am Thema drangeblieben, und daran wird sich auch nichts ändern. Ähnliche Argumente haben wir ja auch schon gehört, als die milde Haschisch-Variante Spice geraucht wurde: „Jetzt darf man im Lukasfeld nicht einmal mehr lachen, schon heißt es, man hätte Drogen genommen." Jetzt-darf-man-nicht-einmal-mehr-Sätze sind wie ein heftiges Ausschlagen eines Geigerzählers.

Korruption und Gier

Gestern wurde ein neues Korruptionsgesetz beschlossen. Unter anderem kam es zu einer Erhöhung des Strafrahmens. Mir schien die Bemessung einer Geldstrafe vorher schon recht hoch, wobei ich mich inzwischen frage, ob hier nicht mit zweierlei Maß gemessen wurde. Ein Mann mit einem Führerscheinproblem hat mir vor einigen Monaten Folgendes mitgeteilt: Er habe zu viel getrunken und sei von der Polizei kontrolliert worden. Nachdem die Alkomatuntersuchung über 1,5 Promille ergeben hätte, habe er den Polizisten gefragt, ob man „nicht darüber reden könne". Dies habe ihm eine Geldstrafe von 5000 Euro eingebracht – wegen versuchter Bestechung.

Im Fernsehen gab es dazu einen Sprachkurs. Ein Sicherheitsdirektor erklärte den Unterschied zwischen „Anfuttern" und „Anfüttern", wobei Ersteres offensichtlich dazu dient, Appetit auf mehr zu machen. Nachdem im Korruptionsgewerbe offensichtlich auch der Wort „Abfüllen" gebräuchlich ist, lässt sich deutlich erkennen, wie schon in der Sprache zum Ausdruck kommt, dass es sich bei der Gier um ein entwicklungspsychologisch frühes orales Thema handelt. Die orale Phase bezieht sich auf die ersten Lebensmonate und somit auf die Zeit, in der wir alle entweder gestillt wurden, oder auch nicht. Wenn wir Glück gehabt haben, haben wir immer das bekommen, was wir gebraucht haben und in genau der Menge, die uns auch gutgetan hat. Gebraucht haben wir aber nicht nur die Milch, sondern auch die körperliche Wärme und die emotionale Zuneigung. Dies hat uns ein Gefühl von Geborgenheit und existenzieller Sicherheit gegeben – oder auch nicht. In letzterem Fall kann es dazu kommen, dass wir im späteren Leben bewusst oder unbewusst versuchen, dies auszugleichen – immer und immer wieder. Wir werden aber nicht satt, weil es zur Befriedigung mehr braucht als nur Nahrungszufuhr. Wir sind dann vielleicht „abgefüllt", aber nicht satt und zufrieden. Wir meinen dann, es hat noch nicht gereicht, und nach dem Prinzip des „Mehr-vom-Selben" essen wir mehr und mehr und trinken mehr und mehr. Auch das Rauchen hat eine starke orale Komponente, da wir schließlich die Zigaretten in den Mund stecken und das Inhalieren des Rauchs uns vortäuscht, wir würden etwas in uns aufnehmen und könnten dadurch unsere innere Leere ausfüllen. Vorräte anzuhäufen oder nichts wegwerfen zu können verweist ebenfalls auf derartige Dynamiken. Wenn ich jetzt noch die Sammelsucht erwähne, wissen alle, die mich kennen, dass ich längst von mir selber spreche. Natürlich kenne ich sie sehr wohl, die orale Gier, z. B. die Anhäufung von Musikkassetten und CDs in einem Ausmaß, dass ich wohl mindestens 500 Jahre leben müsste, wenn ich alles einmal anhören wollte, was sich in diversen Kästen und Regalen unserer Wohnung befindet. Mich freut es natürlich, aber diese Freude verteilt sich nicht gleichermaßen auf alle Familienmitglieder.

Das Gegenteil der Quadratur des Kreises

Diese Überschrift habe ich aus Verlegenheit gewählt, aus einem sprachlichen Manko heraus, wobei ich nicht weiß, ob dies an meinem mangelhaften Wortschatz liegt oder daran, dass unsere Sprache gewisse Begriffe nicht kennt. Wenn es offensichtlich kein Problem ist, mit der Quadratur einen Vorgang zu beschreiben, in welchem aus einer anderen geometrischen Form, z. B. ein Kreis, ein Quadrat wird, kenne ich den umgekehrten Vorgang nicht. Was ist der analoge Begriff für „Quadratur" bei einem Kreis? Eine „Kreissur", eine „Kreiswerdung"? Als Fremdwort würde sich vielleicht „Zirkogenie" eignen.

Jedenfalls ging es um das Übertrittsbild von Simon, der einen weißen Kreis auf blauem Hintergrund malte und in diesen Kreis noch ein kleines rotes Quadrat. Er sagte dazu: „Ich war früher ein Quadrat und möchte ein Kreis werden. Früher bin ich immer angeeckt, jetzt möchte ich rund laufen. Am liebsten wäre mir, man könnte mein Gehirn auswuchten."

Grenzen für die Presswurst

In unserer Therapiestation gelingt uns vieles nicht oder nur in Ansätzen. Wahrscheinlich liegt dies daran, dass manches gar nicht gelingen kann, weil es eine unlösbare Aufgabe ist, etwa dass junge Menschen, Mädchen und Jungen, die über Wochen auf engstem Raum zusammenleben, ihre Triebhaftigkeit unterdrücken. Für eine Einrichtung wie unsere gibt es nur zwei Möglichkeiten: alles zuzulassen und zu akzeptieren oder Reglementierungen und Regeln einzuführen. Letzteres allein ist nicht schwer. Das wird es erst, wenn es darum geht, diese auch zu überwachen oder Konsequenzen zu ziehen, wenn sie nicht eingehalten werden. Auch die Regeln zu erklären und zu begründen ist eine nicht zu unterschätzende Angelegenheit, denn was kann denn schlecht daran sein, sich zu verlieben, boy meets girl, das ist doch das Normalste der Welt! Es sei ja ohnehin nur eine Freundschaft und sie würden sich halt gut verstehen. Was, bitte sehr, sei jetzt daran so schlimm? In vielen Diskussionen und Auseinandersetzungen haben wir als Antwort darauf im Team zunächst einmal eine Haltung entwickelt, die vor allem auf die Erfahrung zurückgeht, dass am Ende vieler sexueller Beziehungen oder der Versuche, eine Partnerschaft einzugehen, sehr rasch große Enttäuschungen entstehen. Wir wollen schwere und bittere frustrierende Erfahrungen ersparen, gerade in einer Zeit, in welcher es ohnehin eine Reihe von schwierigen und schwierigsten Problemen gibt, die es zu meistern gilt. Es gibt auch noch eine Reihe anderer, handfester Gründe, die uns gegen offene Partnerschaften und freie Sexualität sein lassen, etwa das Infektionsrisiko mit HIV und Hepatitis oder das Wissen, dass die Formel „Partner gefunden, Therapie vorbei" meistens auch bei uns gilt. Das Interesse am Partner oder der Partnerin überwiegt dann die Bereitschaft, an sich und seinem Suchtproblem zu arbeiten, bei Weitem. Ausgesprochene oder schweigende Zustimmung würde auch bedeuten, eine Mitverantwortung zu tragen, wenn in unserer Therapiestation ein 16-jähriges drogenabhängiges Mädchen von einem Mann geschwängert würde, der ebenfalls drogenabhängig ist und vielleicht auch noch eine Hepatitis C hat oder HIV-positiv ist. Dass etwas Derartiges geschieht, wollen wir verhindern, auch wenn uns allen sehr bewusst ist, dass wir es in unserer Struktur nicht verhindern können. Der Schutz von Mädchen und Frauen mit Missbrauchserfahrungen, die sich ihrer Dynamik und dem Wiederholungszwang entsprechend in retraumatisierende Situationen begeben und sich Übergriffen aussetzen, die sie dann nicht mehr kontrollieren können, ist uns wichtig. Sexualobjekt zu sein und dann sich selbst überlassen, links liegen gelassen und vielleicht noch verspottet zu werden, ist leider ein Muster, das vielen jungen Mädchen vertraut ist. Eifersuchtsdramen und Racheakte enttäuschter Liebender brauchen wir nicht, um Therapien zum Gelingen zu bringen. Was folgt nach einer Krise? Therapieabbruch, weil es nicht mehr auszuhalten ist? Ritzen oder ein handfester Selbstmordversuch? Drogenkonsum oder sich schwer zu betrinken, wenn es schon sonst nichts gibt, was einen tröstet oder die Schmerzen nimmt? Es ganz rasch bei einem anderen Mann versuchen, um sich nach einem schnellen Verkehr die nächste Abfuhr zu holen?

Wir wollen auch nicht den Ruf einer Einrichtung bekommen, die vor allem dafür steht, dass es dort richtig geil und gamsig zugeht und wo sich jeder nach Herzenslust bedienen und sexuell betätigen kann. Ein Patient hat einmal gesagt: „Die Jagdsaison ist eröffnet." Dass unsere Einrichtung in den Ruf eines Puffs kommt, haben wir in Ansätzen früher schon erfahren und es hat sich das für uns Therapeuten gar nicht gut angefühlt. Ach ja, damit auch das nicht untergeht: Wir sind ein öffentliches Krankenhaus und die katholische Kirche ist einer der Träger unserer Stiftung.

Eine Möglichkeit, mit der Dynamik sexualisierter Beziehungen einigermaßen konstruktiv umzugehen, ist die, es bei jeder Gelegenheit zu thematisieren – immer wieder aufs Neue, auch wenn wir belächelt oder blamiert werden. Ich spreche und schreibe oft darüber und ich werde es auch noch öfter tun, weil es zu unserem Arbeitsalltag gehört, Gleiches oder Ähnliches immer wieder zu wiederholen. Es ist wie Unkraut jäten oder Wäsche waschen. Es muss immer wieder neu gemacht werden und dann mit der gleichen Aufmerksamkeit und Achtsamkeit wie zuvor. Unkraut jäten ist Unkraut jäten, aber jedes Pflänzchen ist dann doch irgendwie anders, und somit ist es schließlich doch nicht immer das Gleiche. Und dass Wäsche nur einmal gewaschen werden muss und dann nie mehr, davon geht ja auch niemand aus.

Heute ging es in der Gruppe um aufreizende Kleidung, um tiefe Dekolletés, eng anliegende Hosen und Miniröcke sowie die exhibitionistische Zurschaustellung hanteltrainierter Oberkörper und tätowierter Oberarme mit hüpfenden Bizepskugeln. Natürlich ist es allen klar, dass erotische und aufreizende Signale gesetzt werden, auch vonseiten der Männer. Natürlich ist es für alle ganz normal, sich einer sexistischen Sprache zu bedienen. So gibt es die „Schlampe" ebenso, wie es einen unserer Patienten gab, der „Presswurst" genannt wurde, aus nicht schwer zu erratenden Gründen, manchmal hieß er aus ebenso naheliegenden Motiven auch „Germknödel". Er war beim Anmachen recht erfolgreich, fand allerdings bei Kerstin seine Grenzen. Er konnte bei ihr einfach nicht landen. Angeblich sei sie die Einzige, bei der es nicht gehe. Bei allem Ärger über das vergebliche Bemühen mischte sich dann auch ein Gefühl von Anerkennung dazu: „An sich ist sie toll, die Kerstin. Sie ist nicht so billig zu haben wie die anderen." Ein anderer meinte: „Kerstin ist toll. Sie weiß, was sie will. Sie ist nicht eine, die fünfmal Nein sagt und dann ist es doch ein Ja."

Je mehr die eine größer gemacht und in den Himmel gehoben wurde, umso kleiner haben sich die anderen gefühlt. Das führte zu heftigen Emotionen bei den Therapeutinnen in der Gruppe, die zunehmend aggressiv wurden. Es kam zu einer Solidarisierung mit den „schwächeren" Frauen, die ja auch schon als „billig" bezeichnet worden waren. Immerhin handelt es sich bei Frauen, die nie Schwierigkeiten haben, sich abzugrenzen, häufig um Frauen mit Missbrauchserfahrungen. Irina ist so eine junge Frau, die von ihren männlichen Familienmitgliedern oft bedrängt wurde und die nicht aufgehört haben, wenn es zu nahe wurde und Irina Angst bekam. Schließlich gab sie den Widerstand auf, um zu überleben. „Ich weiß, dass es auch angenehm ist, betrachtet zu werden, manchmal ist es auch angenehm, betatscht zu werden. Aber nicht jederzeit. Ich spüre dann zwar, wie es nicht mehr lustig ist und wie ich bedrängt werde. Ich kann dann aber nicht mehr ‚Stopp!' sagen, das habe ich nicht gelernt. Ich weiß, dass Kerstin es konnte. Ich möchte es auch lernen. Ich möchte ‚Nein' sagen können und trotzdem gemocht und nicht abgewertet werden. Wenn eine bestimmte Grenze überschritten wird, bin ich verwirrt und durcheinander und weiß dann nicht mehr, was ich will. Wenn jemand nett und freundlich zu mir ist, wie z. B. Alexander (Spitzname in der Männergruppe: „rammelige Sau"), dann werde ich schwach und verliere meine Beherrschung. Ich sage dann zwar, er solle mich in Ruhe lassen, aber wenn er dann sagt, ich solle doch nicht so tun, ich wolle es ja auch, dann lasse ich es auch geschehen. Alexander hat dann nichts mehr von mir wissen wollen. In solchen Situationen möchte ich mich irgendwie abtöten."

Eine weitere Beobachtung in dieser Gruppe hat gezeigt, dass die sexualisierte Sprache auch eine geschlechtliche Entdifferenzierung ermöglicht. So wäre es durchaus von anatomischen Interesse zu hinterfragen, was Angie meint, wenn sie sagt: „Du gehst mir auf den Sack!"

Drogen als Metapher für die Weltwirtschaft

Ich bin wieder einmal mit dem Zug unterwegs. Wie immer bin ich gut mit Lesestoff ausgestattet. Dieser würde ohne Weiteres bis nach Nowosibirsk reichen, aber ich fahre doch nur nach Wien. Eine große deutsche Wochenzeitung titelt mit „Welt auf Koks". Der Autor meint damit die Selbstüberschätzung, mit welcher das westliche Finanzsystem Methoden der Geldvermehrung durch undurchsichtige Verkäufe von Kreditschulden entwickelt hat. Ein Freund hat mir vor drei Tagen erzählt, er habe in seinen drei Arbeitsjahren in Oklahoma mit seiner Familie in einem Haus gewohnt, welches er mit einem Kredit finanziert habe. Dieser sei innerhalb von drei Jahren ziemlich oft an irgendwelche anderen Gesellschaften verkauft worden. Immerhin habe er davon erfahren.

In der aktuellen Wirtschaftskrise sind die Medienberichte nicht arm an psychiatrischen Metaphern. Auch in diesem Bericht ist von „Größenwahnvorstellungen aller Art" die Rede. Häufig heißt es, die Aktienmärkte reagieren „manisch-depressiv". Die Angst vor einer Rezession erweckt den Anschein einer Massenpsychose. Im Finanzgeschäft herrscht eine „Casinomentalität" vor, in welcher Spielsüchtige ihr Unwesen treiben, noch dazu mit Geld, welches ihnen nicht gehört.

Mir gefallen die Vergleiche mit süchtigem Verhalten ganz gut. Merkmale von Sucht wie Kontrollverlust oder das Bedürfnis nach „Immer mehr und das immer schneller!" sind ebenso unübersehbar wie die chaotischen Entzugssymptome, nachdem die Märkte trockengelegt sind und das Suchtmittel nicht mehr so frei zur Verfügung steht wie früher. „Gier frisst Hirn", war an anderer Stelle zu lesen. So wie Alkohol durch Abtöten von Nervenzellen zu Demenz und intellektuellem Abbau führt, scheint dies hier auch zu gelten. Umgangssprachlich und vulgär ausgedrückt heißt das: Verblödung.

Was ergibt sich daraus? Heilung oder wenigstens Besserung ist nur durch Verzicht und eine tief greifende Umstellung des Lebensstils möglich. Dies ist ein langwieriger und anstrengender Weg mit vielen Stolpersteinen, die zu erneuten Stürzen und Rückfällen führen können. Wenn wir aber diejenigen fragen, die diesen Weg gegangen sind, können wir uns sicher sein: Der Weg lohnt sich. Der Zugewinn an Freiheit, Glück und neuer Lebensqualität steht weit über dem, was aufgegeben werden musste. So fällt es dem Suchttherapeuten in mir nicht schwer, auf das Positive in dieser Krise zu sehen. Aber in mir wohnt nicht nur ein kleiner Suchttherapeut, sondern auch ein kleiner Aktienbesitzer, der die süchtige Seite repräsentiert. Dieser kleine Aktienbesitzer hält das Gefasel von vorhin für ziemlich abgehoben. Therapeutisch halt.

Der kleine Buchautor schickt die beiden weg, sie sollen in ihr Zimmer gehen und Ruhe geben. Was steht noch in dieser Zeitung? Ein Bericht über einen Bettler aus München, der mit zwölf Jahren schon Alkoholiker wurde, sowie ein weiterer Bericht über einen österreichischen Landeshauptmann, der mit 1,8 Promille Blutalkohol und weit überhöhter Geschwindigkeit tödlich verunglückte. Das Land reagiert darauf sehr ambivalent. Darf man darüber reden, schreiben oder auf Onlineportalen großer Tageszeitungen posten, oder darf man es nicht? Immerhin hat es einige Tage geheißen: „Aus Gründen pietätloser Postings wurde zu diesem Thema ausnahmsweise kein Forum eingerichtet." Ich beschließe, nur einen Aspekt zu erwähnen, nämlich den der Drogen- und Alkoholprävention. In einem Gespräch mit dem Drogenkoordinator unserer Landesregierung wurde deutlich, dass die Politik dazu neigt, in diesem Zusammenhang genau das Gegenteil von dem auszurufen, was sonst der Fall ist. Die Alkoholfahrt sei eine persönliche Angelegenheit, es sei schließlich niemand Fremder zu Schaden gekommen, und man solle von nun an darüber schweigen. Sonst heißt es genau das Gegenteil: Alkoholisierte Verkehrsteilnahmen sind eben keine Privatangelegenheit und es liegt im öffentlichen Interesse, dies zu verhindern, deshalb muss ausführlich berichtet werden. Hier scheinen die Unterdrückung von Information und die Beschwichtigung offensichtlich das größere Interesse zu sein. Dazu passen andere Artikel über die Besonderheiten des Politikerlebens. Mein Chef hat in einem Interview gesagt, dass zwölf Prozent der Politiker ein Alkoholproblem hatten. Immerhin hat aber ein bayerischer Ministerpräsident auch beim Oktoberfest alkoholfreies Bier getrunken, und es gab in Österreich einen sehr beliebten Minister, der konsequenter Antialkoholiker war. Bei Empfängen und Veranstaltungen hat er die Wein-, Bier-, Schnaps- und Sektgläser, nachdem er sie kurz zum Mund führte, immer an seine Begleiter weitergegeben. Über deren Schicksal und deren Lebern ist allerdings nichts bekannt.

„Mir kann es egal sein, wenn du tot bist"

Wie viel Mitleid und Mitgefühl verträgt es in unserer Arbeit? Fachlich wird zwischen den beiden emotionalen Zuständen unterschieden. Wir sollen durchaus empathisch sein und mitfühlend, aber wir sollen nicht mitleiden. Es hat niemand etwas davon, wenn es den Patienten und dem Personal schlecht geht. Was heißt das aber im Umkehrschluss, z. B. wenn einer unserer Patienten stirbt? Einige Drogentote unseres Bundeslandes sind Menschen, die einmal oder öfter bei uns eine Therapie begonnen, manchmal auch abgeschlossen haben. In den letzten sechs Jahren waren es drei, bei denen es unmittelbar nach der Entlassung passierte.

Wie gehen wir damit um, wenn wir in Gesprächen, sei es in der Therapiestunde oder im Nachtdienst in der Pflege, von einigen unserer Patientinnen und Patienten gesagt bekommen, sie würden nicht im Traum daran denken, mit den Drogen aufzuhören, wenn die Therapie zu Ende sei? Sollen wir uns dann Sorgen machen? Sollen wir darüber sprechen? Sind wir dann nicht wie die vielen anderen ängstlichen Menschen der Umgebung, die mit ihren ständigen Bedenken nur genervt haben? Sollen wir uns Sorgen machen und nicht darüber sprechen oder nur mit uns selbst, in den Teams, in den Supervisionen, aber unsere Patienten und Patientinnen mit unseren Einwänden verschonen? Sollen wir unsere Ängste unterdrücken, verdrängen, so tun, als ob nichts wäre, als ob uns das alles nichts angehen würde? Sollen wir uns überhaupt keine Sorgen machen? Was lässt sich steuern und was nicht?

In der therapeutischen Arbeit gehört es zu unseren Aufgaben, authentisch zu sein. Das heißt auch, dass es erlaubt sein soll, das zu sagen, was wir gerade denken. Wenn wir uns dem stellen, kann auch ein fachlicher Dialog heftig werden, z. B. im Nachtdienst in der Pflege. Die Gespräche im Dienstzimmer haben einen anderen Rahmen als die Einzelgespräche in den Therapeutenzimmern. Sie sind persönlicher, manchmal vielleicht auch natürlicher. Das kann dann durchaus einmal in eine eigene Dynamik kommen: „Du musst selber wissen, ob du nach der Entlassung Drogen nimmst oder nicht. Es ist deine Entscheidung. Du weißt, dass es dich umbringen kann, und du nimmst es leichtfertig in Kauf. Aber es ist dein Leben und nicht meines. Es ist dein Drogenkonsum und nicht meiner. Mir kann es egal sein, was du aus deinem Leben machst oder was du nicht aus deinem Leben machst. Mir kann es egal sein, wenn du tot bist!"

Das hat gesessen.

Am nächsten Tag heißt es dann in der Gruppe, dass das ziemlich unverschämte Meldungen von unserem Personal seien. „Denen ist es ja völlig egal, wenn wir verrecken." Natürlich ist es das nicht. Aber auch wir – gerade wir – müssen uns abgrenzen und darauf achten, dass wir all diese aggressiven und destruktiven Energien nicht zu sehr in uns aufnehmen und in uns wirken lassen. Wer das tut, ist für diesen Job ungeeignet. Somit ist es in Ordnung, sehr darauf zu achten, dass sich mein Leben nicht mit dem Leben des Patienten vermischt. Genauso ist es in Ordnung, ihm das auch zu sagen. Je klarer die Sprache, umso besser. Drogentherapie ist kein Kindergeburtstag, auch wenn es Situationen gibt, in welchen wir das gefühlte Alter unserer Klientel ohne Weiteres in einem Bereich des späten Kindergartens oder der frühen Volksschule ansiedeln würden.

Wie auch immer: Es macht uns immer betroffen, wenn einem von „Unseren" etwas passiert. Wir sind glücklich und dankbar, wenn wir zu einem Jahresende sagen können: Es war ein gutes Jahr, wir haben auf keine Beerdigung müssen.

Umdeutung einer Verspätung

Eine Zugfahrt ist eine gute Gelegenheit, an einem Buch zu arbeiten. Wenn sich aber aufgrund einer stetig anwachsenden Verspätung in eine kreative Grundstimmung zunehmend Anspannung und Ärger mischen, da ich möglicherweise einen Termin nicht einhalten können werde, hemmt dies den kreativen Fluss und ich denke über Fragen nach, wie z. B.: Warum habe ich nur immer den Eindruck, dass ein Zug, der ohnehin schon Verspätung hat, dann besonders langsam vor sich hin tuckert? Wird der Lokführer nach Stunden bezahlt, oder hat er einen Ehrgeiz, die Reisenden pünktlich ans Ziel zu bringen? Täuscht mich mein Eindruck, oder bleiben Züge, die Verspätung haben, in Bahnhöfen besonders lange stehen?

Als der Zug dann doch endlich den Westbahnhof erreicht hat, schnappe ich beim Aufstehen noch den Schluss eines Telefonates auf, das eine distinguierte Dame gerade geführt hat: „Ja, ich bin jetzt am Bahnhof, wir sehen uns am Abend … Ja, der Zug hat wieder eine Verspätung. Ich liebe die österreichischen Bundesbahnen."

Ich: „Sehen Sie, das ist doch das Schöne am Bahnfahren. Wir dürfen meistens viel länger fahren, als wir bezahlt haben."

Am Naschmarkt: Szene für drei Personen

An einem strahlenden Oktobertag in Wien, am Naschmarkt, jenseits der Stände mit Obst und Lebensmitteln, im Bereich der orientalischen Textilhändler und der österreichischen Trödler. Ein Stand mit einer Reihe von Büchern, die teilweise recht abgegriffen sind, dazwischen aller möglicher Krimskrams. Der Eigner des Standes ist ein älterer Herr, weiße Haare, abgewetzter grüner Lodenmantel, Filzhut, unrasiert, sehr rotes Gesicht und offensichtlich sehr gereizt. Er schimpft leise und unverständlich vor sich hin.

Ein Interessent: „Haben Sie Wildwest-Romane?"

Der Standler, das Gesicht noch röter und die Stimmung noch gereizter: „Ja, was glauben denn Sie? Ich habe ein Antiquariat. Wildwest-Romane habe ich gelesen, als ich zwölf Jahre alt war. Das ist doch nur etwas für Kinder. Hören Sie einmal, mit so jemandem wie Ihnen rede ich doch gar nicht, das interessiert mich doch nicht!" Er wendet sich ab.

Der Interessent mit ratloser Miene und offensichtlich bedrückt: „Aber ich wollte doch nur …"

Der Standler schweigt und blickt demonstrativ am Interessenten vorbei. Dieser wendet sich langsam ab und trottet offensichtlich geknickt davon.

Ich, nachdem ich ein Glas mit der Aufschrift „Wiener Kaffeespezialisten" entdeckt habe, das mir gut gefällt: „Was kostet das?"

Standler: „Weiß ich nicht."

Verblüfft lege ich eine Pause ein und frage dann: „Und was soll ich jetzt machen?"

Der Standler würdigt mich keines Blickes und hält es auch nicht für notwendig, mir eine Antwort zu geben. Er blickt an mir vorbei.

Ich warte noch kurz ab, zucke die Achseln, stelle das Glas hin, wende mich ab und gehe.

Plötzlich beginnt der Standler laut auszurufen: „Jetzt schaut's euch den an, was fällt denn dem ein? Lässt der doch einfach das Glas hier stehen!"

Ich bin überrascht und halte inne. „Was soll denn das jetzt?" Ich bin unentschlossen. Gilt das überhaupt mir? Ich mache kehrt und frage den immer noch lauthals schimpfenden Mann: „Ja, ist das denn nicht von Ihnen?"

Der Standler reagiert mit einem vorwurfsvollen Brummeln, es ist nicht verständlich und hört sich ärgerlich und beleidigt an. Kaum dass ich wieder vor ihm stehe, blickt er wieder konsequent an mir vorbei und verstummt dann. Das leiser werdende Brummeln hat mich an einen Motor erinnert, der noch etwas nachtuckert, wenn er abgeschaltet wird.

Ich betrachte die Szene genauer, suche nach einer Lösung, und schließlich geht mir langsam ein Licht auf. Das Glas hatte zum rechts benachbarten Stand gehört, dessen Inhaber ein freundlicher Orientale war – ich sage einmal, es war ein Inder. Die Grenzen zwischen den Ständen waren nicht ohne Weiteres zu erkennen, da die Tische dicht aneinandergerückt waren. Ich hatte es also aus Indien genommen und einfach nach Wien gestellt. Meine Mitteilung an den Standler, dass er mir das doch gleich hätte sagen können, wird wiederum nicht einmal ignoriert. Der Mann am Nachbarstand war hingegen sehr freundlich und ich konnte das Glas schließlich doch erwerben, um zwei Euro. Leider habe ich es zu Hause schon nach einer Woche fallen lassen und ich musste es wegwerfen, nachdem es einen großen Sprung bekommen hatte. Hoffentlich finde ich wieder einmal so eines.

So hatte ich damals meine fällige Wien-Lektion erhalten, in der Mittagspause eines Gruppenseminars.

Ich fuhr später an der Wiener Niederlassung eines großen Konzerns vorbei und mir fiel ein, dass wir in den letzten Wochen zwei Patienten und eine Patientin aus Wien bekommen hatten, alle aus dieser Firma und vom Betriebsarzt geschickt. Immerhin hatte einer der jungen Männer trotz schweren Drogenkonsums die Lehre schon fast abgeschlossen und alle haben die Zusage, wieder an ihren Arbeitsplatz zurückkehren zu dürfen, wenn sie die Therapie erfolgreich abschließen sollten. Das ist toll und das ist auch Wien.

Das übrigens auch, nämlich der Mann in einem Schokoladegeschäft am Adventsmarkt am Spittelberg, in dessen Geschäft ich der erste Kunde war, da gerade noch aufgebaut wurde. Der Mann kroch am Boden herum, etliche Schachteln und Stapel von Ware vor sich, die noch nicht eingeräumt war. Ich wollte meinen Einkauf bezahlen. Da die vor einem Monat erhaltene Lektion noch sehr präsent war, wollte ich ganz besonders vorsichtig sein. Ich fragte zurückhaltend und wohl kaum hörbar: „Darf ich stören?" Ich glaube, ich sang es mehr, als dass ich es sagte, mit einem Flüsterton und in einer Melodie ähnlich „Frère Jacques". Ich rechnete mit einer gereizten und ungeduldigen Reaktion

48

wie: „Sehen Sie denn nicht, dass ich zu tun habe?" Doch weit gefehlt. Der Verkäufer sprang auf, behände und mit unglaublicher Geschwindigkeit. Er war voller Staub in den Haaren, der schwarze Pullunder über dem weißen Hemd war verrutscht und er war völlig außer Atem, als er mit der freundlichsten Stimme, die in einer derartigen Situation wohl vorstellbar ist, antwortete: „Aber ich bitte Sie. Eine Kunde stört nie."

Körperliche Nähe und Regeln

Wieder sind wir beim „Thema Nr. 1". Wieder ging es in einer Gruppe darum, aber auch um selbstverletzendes Verhalten und Ritzen. Aus der Gruppe kam die Forderung, nicht darüber zu reden. „Wir sind nur wegen der Drogen da", sagte Stefan. „Alles andere geht euch nichts an." Wir Therapeuten sind natürlich der Meinung, Drogenabhängigkeit ist ein ganzes Paket. Wir wollen nicht nur einzelne Symptome behandeln.

So sind wir beim Thema „Ritzen" gelandet, neben Drogen eine weitere Variante von Selbstzerstörung. Selbstverletzendes Verhalten als Modeerscheinung, zumindest ein bisschen, aber auch als Ausdruck dessen, dass es offensichtlich keine andere Möglichkeit gibt, mit Spannungsgefühlen fertig zu werden. Natürlich hat es auch eine lebensbejahende Seite. Immerhin bringen sich die Betroffenen nicht um, solange sie „nur" ritzen. Manchmal bekommt dieses Verhalten jedoch eine Eigendynamik, die die Betroffenen nicht mehr kontrollieren können. Ritzen wird wie eine Sucht, immer öfter, immer tiefer, nicht nur an den Unterarmen, auch am Oberschenkel, am Bauch, an den Brüsten. Ritzen und Sucht? Ritzen als Sucht? Ritzen statt Sucht? Aus Weiterbildungen, Gesprächen mit Kolleginnen und Kollegen sowie aus Supervisionsgruppen, die ich in anderen Krankenhäusern leite, weiß ich, dass die Problematik des Ritzens für viele stationäre Einrichtungen eine große Herausforderung ist. Wie sollen wir reagieren, was darf zugelassen werden? Soll nach geringem Ritzen schon eine Entlassung folgen oder eine Transferierung im Sinne eines psychiatrischen Notfalls? Wenn nein, hat das Gleiche zu erfolgen, wenn tiefer geritzt wird oder öfter? Sollen wir es thematisieren oder ignorieren? Es gibt Einrichtungen, die schon bei der Aufnahme sterile Rasierklingen ausgeben, damit sich die Ritzerinnen und Ritzer die Schnitte so zufügen können, dass wenigstens keine lokalen Infektionen entstehen. Andere verbieten Einmalrasierer und alles andere, womit sich jemand schneiden könnte. Eine Kollegin hat es einmal auf einen Punkt gebracht. „Wie viel Blut darf in unserem Krankenhaus fließen?"

Angie sagte einmal dazu: „Man will es nicht, aber dann tut man es einfach."

Mehmet: „Ich will das nicht mehr hören!" Er wechselt das Thema: Vielleicht sollten wir doch lieber wieder einmal darüber reden, was im Lukasfeld partnerschaftlich läuft. Im Lukasfeld würden sich Frauen viel zu leicht hergeben, da gebe es sogar welche, die sich an Männer heranmachen würden.

Angie: „Na und, stört dich das?"

Über Angie gibt es das Gerücht, dass sie im Krankenzimmer sogar Patienten „lassen" hat, die nur das Essen abdecken und das Tablett hätten holen sollen.

„Weißt du was?", sagt Mehmet und blickt sie abschätzig an. „Ich würde hier mit keiner schlafen und mit dir schon gar nicht!"

Angie ist empört. Sie würde Mehmet jetzt wohl am liebsten an die Gurgel springen. „Ach ja? Du bist unverschämt! So eine Gemeinheit! So etwas muss ich mir nicht gefallen lassen!"

Mehmet kehrt den Gentleman heraus und entschuldigt sich.

Angie: „Ist doch wahr. Er soll erst denken, bevor er die Klappe aufmacht."

Wo fängt in einer Drogeneinrichtung die Intimsphäre an, was ist Privatsache? Der allgemeine Tenor lautet: „Kuscheln wird man wohl dürfen." Allgemeiner Tenor stimmt vielleicht nicht ganz. Unsere beiden türkischen Patienten werden schon wieder nervös und angespannt. Das Thema ist für sie offensichtlich unbehaglich. In der Gruppe kommen wir jedenfalls an einen Punkt: keine Beziehung und kein Sex, nicht miteinander schlafen. „Kuscheln" soll erlaubt sein.

„Aber was ist", fragt eine unserer Schwestern dann in die Gruppe, „wenn ich im Nachtdienst in den DVD-Raum komme und eines der Mädchen den Kopf auf dem Oberschenkel von einem der Jungs liegen hat?"

„Das ist nur Kuscheln."

„Und wenn beide unter einer Decke liegen?"

„Nur Kuscheln."

„Und wenn drei oder vier aufeinanderliegen, irgendwie umschlungen, sodass man von außen nicht einmal mehr erkennen kann, welcher Arm und welches Bein zu wem gehört?"

„Nur Kuscheln."

Einer meint dann: „Wir sind doch keine Viecher."

Und er hält uns für beschränkte Menschen mit einem Horizont, der nicht einmal bis zur Grundstückgrenze geht.

Es ist dies eine der Gruppen, die zu keinem Ergebnis führt. Ein Thema wird zerredet, das Team kann nicht vermitteln, worum es ihm geht. In einer derartigen Situation kann es aber auch sein, dass es gar nicht um die Lösung eines Problems geht, sondern dass es von einem anderen Problem ablenken soll, damit die Zeit vergeht und von unangenehmeren Themen abgelenkt werden kann. Es geht also darum, Zeit zu gewinnen und durch die Gruppe durchzutauchen, ohne an das Thema zu kommen, welches mehrere in der Gruppe derzeit wirklich beschäftigt: Es geht ums Ritzen, es geht um scharfe Klingen, es geht ums Bluten und vielleicht auch darum, wer sich schwerer verletzt. In der Nachbesprechung sind wir uns einig: Über selbstverletzendes Verhalten zu sprechen ist stärker tabuisiert als sexuelle Themen.

Schmerzen im linken Oberschenkel und die Frage, wie Übertragung erfolgt

In einem Ausbildungsseminar für Therapeuten sprechen wir über sogenannte schwer erziehbare Kinder, von denen manche wohl als „Patienten von morgen" zu betrachten sind, weil es allergrößte Probleme gibt, sie sozial zu integrieren. Viele von ihnen beginnen schon früh, mit Drogen zu experimentieren, und finden Respekt und Akzeptanz am ehesten in der Drogenszene. Als Kinder und Jugendliche sind sie vielfach in Heimen oder in spezialisierten Schulen. In manchen dieser Einrichtungen sind Schlägereien und Gewalt offensichtlich an der Tagesordnung, auch gegenüber Lehrpersonal. Gerade jüngere, wenig erfahrene Lehrer ohne spezifische Ausbildung können zum Objekt gewaltbereiter Jugendlicher werden, wenn sie weich sind, in ihren Grenzen unklar und über keine natürliche Autorität verfügen. Für einen zwölfjährigen Jungen scheint einer dieser Lehrer eine besondere Herausforderung zu sein. Dieser wird mit der Situation nicht fertig, sein Verhalten scheint weitere Eskalationen zu provozieren, sodass der Junge manchmal unkontrolliert auf den Lehrer einprügelt, der dann diesen Angriffen ohnmächtig ausgesetzt ist. Wir sprechen in der Gruppe sehr ausführlich über diese Situation, wobei die Ratlosigkeit noch zunimmt, als wir erfahren, dass es schon einige Ideen und Vorschläge gab, die aber allesamt nicht umgesetzt wurden, aus Gründen, die wir alle nicht gut nachvollziehen können. In der Bearbeitung in der Gruppe geht es darum, über seine eigenen Empfindungen und Gefühle zu sprechen, die während der Erzählung aufgetreten sind, auch innere Bilder, Ideen, Figuren aus Märchen und Filmen, vielleicht auch nur eine Farbe oder einen Klang. In der analytischen Gruppenarbeit gehen wir davon aus, dass alles, was in uns in derartigen Situationen auftaucht und erscheint, nicht nur etwas mit uns und unserer eigenen Geschichte zu tun hat, sondern auch mit den Erzählenden und mit der aktuellen Situation im Hier und Jetzt. Manche von uns können Gefühle wahrnehmen, die von den Erzählenden abgespalten und verdrängt werden: Die Angst, die ich spüre, muss nicht unbedingt meine sein, sondern kann auch die sein, die jemand anderer bei sich nicht wahrnimmt, sondern auf andere projiziert und überträgt; die Rede ist dann von projektiver Identifizierung. Als eine Teilnehmerin davon berichtet, dass sie während des Berichts der Gruppenteilnehmerin aus unerklärlichen Gründen plötzlich massive Schmerzen im linken Bein bekommen hätte, interessiert mich das sehr. Wo kann das herkommen, was fällt ihr dazu ein? Sie hat keine Idee dazu. Ihr würde das linke Bein sonst nie wehtun. Sie hätte auch nichts Besonderes gemacht. Sie könne sich diese Beinschmerzen nicht erklären. Sie seien einfach da gewesen.

In diesem Moment reagiert die Erzählerin ganz verblüfft: „Jetzt, wo du es sagst, fällt mir auf einmal etwas ein. Der Junge hat meinen Kollegen immer gegen das linke Bein getreten. Ja, genau dort, wo du hinzeigst. Also, das ist ja echt unglaublich!"

Das finden andere auch. Ich selbst bin nicht überrascht. Wenn wir es zulassen und dem Unbewussten den Raum geben, sich zu entfalten, dann ist es gut möglich, dass auf dieser Ebene Botschaften ausgetauscht werden, es spricht sozusagen mein Unterbewusstsein mit dem Unterbewusstsein eines anderen. Wenn dies der andere empfängt und es sich nicht auf der Ebene des kognitiven und vom rationalen Ich kontrollierten Bewusstseins manifestiert, dann findet es den Ausdruck eben nicht im Großhirn im Sinne eines klaren und konkreten Gedankens, sondern z. B. im Körperlichen und dort mit einer bestimmten Qualität und an einem bestimmten Ort. Wie so etwas funktioniert, also wie diese Informationsübermittlung tatsächlich erfolgt, vielleicht sogar über große Distanzen, davon habe ich keine Ahnung. Solche Phänomene kommen aber so oft vor, dass sie niemand, der in diesem Bereich arbeitet, als Zufall abtun würde. Trotzdem erstaunt es mich immer wieder aufs Neue, wenn sich etwas wieder Derartiges ereignet, und es ist schön, mit einer ganzen Gruppe eine

Erfahrung wie diese machen und darüber sprechen zu können. Es tut auch gut, immer wieder erleben zu können, dass uns viel mehr Möglichkeiten zur Kommunikation zur Verfügung stehen als das gesprochene Wort oder die unmittelbar sichtbare Gestik und Mimik. Wir senden auf vielen Kanälen und können auf ebenso vielen Kanälen empfangen, wenn wir nur uns als Resonanzkörper zur Verfügung stellen.

Was „cool" auch bedeuten kann

Adrian ist heute das erste Mal in der Gruppe, die jeden Morgen um 8.30 Uhr beginnt. Hier treffen wir uns alle: Patientinnen, Patienten sowie die Teammitglieder, die im Dienst sind. Jeder soll sich vorstellen, so auch Adrian, der u. a. auch seine Heroinvergangenheit erwähnt. Die Entzugsphase im Krankenzimmer war recht kurz. Adrian sagt hierzu: „Der Eintritt ins Lukasfeld war schwer, doch der coole Auftritt des Pflegeteams hat es mir leicht gemacht."

Dazu einer unserer Ärzte: „Adrian, so wie du haben es in den letzten Wochen mehrere geschafft. Sie waren mit Methadon substituiert oder sie waren auf Substitol und haben es bei uns ohne jegliche Entzugsmedikation geschafft, und das in relativ kurzer Zeit. Das liegt sicher an der Atmosphäre in unserem Haus und daran, dass das Pflegeteam so warm und liebevoll ist."

Ich wende mich meinem Kollegen dann zu: „Würdest du cool so übersetzen? Warm und liebevoll?"

„Ja."

Der Stadel: Von der Futterstelle zum Konsumraum

Der „Stadel" war eine Art Scheune und offenbar ein typisch österreichisches Objekt, da ich im „Brockhaus" dieses Wort nicht gefunden habe. Der „Musikantenstadel" ist wohl einer der berühmtesten medialen Exportartikel dieses Landes und erfreut sich sehr großer Beliebtheit, sodass er samstagabends zur Primetime nicht nur in Österreich, sondern auch in anderen Ländern ausgestrahlt wird. Ob die Folgen, die in einem arabischen Land (ich weiß nicht mehr welches) oder in Australien gedreht wurden, dort auch ein Publikum gefunden haben, weiß ich allerdings nicht. Gelegentlich werfe ich einen Blick hinein, wenn wieder einmal ein „Stadel" läuft, es ist ja schließlich ein wichtiger Bestandteil der Gegenwartskultur. Es gibt Gerüchte, wonach der „Silvesterstadel" schon im Sommer aufgezeichnet wird, vielleicht in drückender hochsommerlicher Hitze. Alkohol wird gerne besungen, die aufgekratzt klatschenden und fröhlichen Musikanten wie die Zuschauer strahlen jedoch eine professionelle und aufgesetzte Fröhlichkeit aus, der jegliche Authentizität fehlt. Es finden sich auf den Tischen der Gäste meist nur Mineralwasser oder Kaffee, ein Glas Bier oder einen Maßkrug konnte ich letztes Mal nicht entdecken, vielleicht zwischendrin einmal ein Glas Wein, aber es könnte sich auch um einen Johannisbeersaft gehandelt haben. Welche anderen Substanzen im „Musikantenstadel" eine Rolle spielen, weiß ich nicht, Gerüchte über Kokain auf den Toiletten haben vor Jahren die Runde gemacht, aber das ist in dieser Branche wohl nichts Besonderes. Ich gehe jedoch nicht davon aus, dass aktuelle oder frühere Moderatoren einem diesbezüglichen Konsum gefrönt haben. Deshalb ist wohl der Reim, den einer meiner Söhne gerne zum Besten gibt („Der Moik, der Moik, der Moik, Moik, Moik, der nimmt so manches Zeug, Zeug, Zeug"), mit Sicherheit nur als gegenstandslose Verballhornung zu sehen.

Unsere Drogenstation befindet sich in einer 2000-Seelen-Gemeinde in der Nähe einer Stadt, die einen halb offiziellen Drogenumschlagsplatz und Konsumraum beherbergt. Der frühere Platzspitz in Zürich, der Bahnhof Zoo in Berlin oder der Karlsplatz in Wien, das ist sozusagen der Stadel bei uns: der Nabel der lokalen Drogenwelt. In Wirklichkeit ist es ein Holzverschlag in der Nähe des Bahnhofs. Dieser Verschlag ist nach einer Seite offen und einzusehen, drinnen gibt es eine Art Holzkabine, hinter die sich die Männer und Frauen zurückziehen können, wenn sie intravenös konsumieren oder ihre Geschäfte machen. Es ist dies einer der grindigsten und versifftesten Plätze, die ich kenne, wird jedoch häufig frequentiert, aber durch die Polizei auch observiert und kontrolliert. In den umgebenden Häusern gibt es ein oder mehrere Beobachtungsstationen der Kripo, von wo dieser Ort mit seiner Umgebung sehr genau überwacht wird. Dies wurde mir vergangenes Jahr deutlich, als ich einen Anruf von der Polizei erhielt. Es sei soeben ein Kraftfahrzeug am Stadel vorbeigefahren und aus der Autonummer gehe hervor, dass dieses auf unsere Einrichtung gemeldet sei. Was das zu bedeuten habe? Die Frage war relativ einfach zu beantworten: Unser Zivildiener hatte eine Patientin, die die Therapie abgebrochen hatte, zum Bahnhof gebracht und war bei der Rückfahrt dabei offensichtlich am Stadel vorbeigefahren, was nichts Außergewöhnliches ist, da sich ein Supermarkt direkt daneben befindet.

Unsere Wiener Patienten und Patientinnen sind Anderes, Besseres und Eleganteres gewöhnt. Einer von ihnen hatte am Sonntagnachmittag Ausgang, und da er nicht wusste, was er tun sollte, fuhr er aufs Geratewohl in die Stadt. Er berichtete am Montag in der Morgengruppe, er sei an diesem besagten Stadel vorbeigekommen und er habe furchtbar lachen müssen. Suchtdruck oder Suchtverlangen habe er nicht verspürt, ganz und gar nicht, im Gegenteil, man könne sich gar nicht vorstellen, dass ein derartiger Ort in der Drogenszene des Landes eine derartige Bedeutung haben könne. „Das ist ja eine grausige Holzhütte!" Was heißt das aber mit anderen Worten? Für unsere Drogenkonsumenten ist ein zugiger und verschmutzter Bretterverschlag offensichtlich gerade gut genug. Es kommt aber noch schlimmer. Auf meine Frage, ob jemand wisse, was der Stadel früher war, meint einer, das sei früher eine Futterstelle gewesen.

„Eine Futterstelle?"

„Ja, eine Futterstelle. Aber was man da gefüttert hat, weiß ich auch nicht."

Eine Futterstelle. Ein Ort, wo man früher Tiere hingetrieben hat. Dort besorgen sich jetzt Drogenabhängige ihre Drogen, das Futter, das sie brauchen.

„Es gibt aber daneben auch noch die Beratungsstelle und man kann dort auch wirklich etwas zum Futtern kaufen, die haben sogar einen Koch und man bekommt dort ein Essen um 2,50 Euro."

Das versöhnt mich nur wenig.

Nachtrag zwei Jahre später: Der „Stadl" wurde inzwischen abgerissen. Wohin die Szene dann gezogen ist, ist nicht so genau bekannt.

Neudefinition des sexuellen Übergriffs

Eine unserer Schwestern hat im Nachtdienst am Sonntagabend einem Patienten, der gut vom Ausgang zurückgekommen ist, anerkennend auf die Schultern geklopft. Lautstarke Reaktion einer Gruppe umstehender Männer: „Alarm, sexueller Übergriff!"

Es ist weiterhin nicht möglich, auch nur eine Spur von Ernsthaftigkeit in dieses Thema zu bringen.

Diamanten und Heroin

Heute wird folgende Geschichte zum Input für eine Gruppenreflexion. In einem indischen Dorf träumt ein Mann, er solle zu einem Weisen gehen, der würde ihm einen Stein geben. Er sucht dann auch diesen weisen Mann auf und bittet ihn um einen Stein. Der weise Mann kramt in seinen Taschen und bringt schließlich einen großen Diamanten hervor, welchen er dem Dörfler gibt. Er habe ihn vor ein paar Tagen an einem Fluss gefunden und er solle ihn haben. Der Mann nimmt diesen Diamanten erfreut, verbringt aber eine unruhige Nacht und sucht den weisen Mann am nächsten Tag nochmals auf. Er habe noch eine Bitte: „Gib mir auch den Reichtum, der es dir erlaubt, solche Geschenke zu machen."

Diese Geschichte führt zu einer langen Diskussion über Geld, Glück, Reichtum, Neid, Gier, Verantwortung und Sicherheit. Die meisten vertreten die Meinung, dass Geld und materielle Güter wichtig seien, um ein glückliches Leben führen zu können, auch wenn manchen klar ist, dass es für innere Zufriedenheit nicht reicht. „Ohne Moos nichts los" und andere Sinnsprüche wie „Geld macht nicht glücklich, aber es beruhigt" werden zum Besten gegeben. Der Hinweis eines Patienten, dass in Kuba die Menschen zwar sehr arm seien, aber sie seien glücklich, würden den ganzen Tag tanzen und die Kinder würden sich sogar über einen Luftballon freuen, findet keine ungeteilte Zustimmung. Auch ein Luftballon koste schließlich Geld. Dazu fällt mir ein, wie vor einigen Wochen ein Mitarbeiter erzählte, dass einer seiner Bekannten in Kuba gewesen sei. Er sei am Strand gewesen, dann habe er sich zu Fuß auf den Weg in seine Unterkunft gemacht, das Handtuch habe er über die Schulter gehängt. Dieses habe ihm ein Radfahrer im Vorbeifahren weggerissen und sich in rasender Fahrt aus dem Staub gemacht. Ob Menschen, die Handtücher stehlen müssen, wirklich so glücklich sind?

Sicher: Im Gruppenprozess kommen auch Werte wie Gesundheit oder soziale Beziehungen nicht zu kurz. Der indische Weise dieser Geschichte bekommt aber trotzdem sein Fett weg. Nachdem überlegt wurde, woran man einen Weisen denn erkennen könne, wurde der Lebensstil derartiger umherziehender Menschen kritisiert, die nichts arbeiten und sich von den Almosen anderer ernähren würden. Sie hätten keine Familien und keine Kinder und würden sich jeglicher sozialer Verantwortung entziehen. „In Wirklichkeit sind diese Heiligen nichts als Obernarzissten!"

Schließlich wird noch überlegt, was denn der Diamant in dieser Geschichte noch bedeuten könnte, den der Mann so leicht weggegeben hat. Was gibt es für mich für Werte, wenn ich in der Drogenszene lebe? „Bei mir ist es auch so wie bei diesem Weisen. Ich kann sehr großzügig sein. Wenn ich Heroin habe und mir einen Schuss verpasst habe und noch die Hälfte übrig bleibt, dann schenke ich das gerne her."

Da soll noch einmal jemand sagen, Drogenabhängige seien asozial.

Wirtschaftskrise

Seit zwei Wochen ist es wirklich ernst. Entsprechend den gängigen psychiatrischen Begrifflichkeiten befindet sich der Patient namens „Weltwirtschaft" in einem Prozess, der an medizinische Krankheitsverläufe erinnert. Das himmelhoch jauchzende und manische Übertreiben hat dazu geführt, dass Geld ausgegeben wurde, das man nicht hatte. Wie wenn es kein Morgen gäbe, wurden Anschaffungen gemacht, eine Party folgte der anderen und an den Börsen wurde ordentlich gezockt. Es gab tausend Ideen, ob diese eine Substanz einen Gegenwert hatte, wusste niemand, die Einsätze wurden erhöht und der Rausch hat fast alle erfasst. Warner wurden als Spielverderber oder als verrückte Verschwörungstheoretiker abgetan oder ignoriert. Dass es nicht ewig so weitergehen könnte, war zwar klar, wurde aber verdrängt, es werde schon noch eine Weile gut gehen. Mich eingeschlossen, waren die meisten gutgläubig, unkritisch und leicht manipulierbar. Als es kippte, kam die große Angst, in den Medien hieß es, dass es „Panikverkäufe" gebe und die Börsen „verrückt spielen" würden. Typisch für Spielsucht ist, bei Verlusten noch riskanter zu spielen, um sich die verlorenen Einsätze zurückzuholen und wieder in die Gewinnzone zu geraten. „Wie im Kleinen, so im Großen", ist ein Grundsatz, der auch hier gilt. So wie der Spielsüchtige bankrott geht, kann es offensichtlich auch ganzen Staaten gehen.

Wie bei manisch-depressiven Psychosen und Schizophrenien gibt es offensichtlich auch für den Wirtschaftspatienten keine ursächliche Behandlung. Kuriert werden können nur die Symptome. Das Valium, welches als Beruhigungsmittel bei erregter Angst verordnet wird, das sind die beruhigenden Kommentare sogenannter Wirtschaftsexperten aus dem Umfeld der Banken oder der Finanzpolitik. Ein Merkmal von Valium und anderen Benzodiaze-pinen besteht darin, dass sie mit der Zeit nicht mehr wirksam sind. Es heißt, dass sie dann schließlich genau die Symptome hervorrufen, wegen welchen sie ursprünglich eingenommen wurden. Eine kurzfristige Lösung liegt nur darin, die Dosis zu erhöhen, was allerdings nur für kurze Zeit Abhilfe schafft. Die Dosis muss dann noch mehr erhöht werden und noch mehr und noch mehr – bis sie in Bereiche gerät, die gesundheitlich schädlich sind, und bis die Betroffenen eine psychische und körperliche Abhängigkeit entwickeln. Eine ähnliche Situation scheint derzeit gegeben zu sein. Die Beruhigungen in den bisherigen Dosierungen reichen nicht mehr aus, weil es keinen Grund gibt an-zunehmen, dass die leeren Versprechungen von früher nun plötzlich Substanz haben sollten. Valium löst keine Probleme, es beruhigt, und das nur eine kurze Zeit, dann wird alles viel schlimmer.

Schließlich kippt das System in die Depression, die Tiefen sind unermesslich, so schlimm war es noch nie, niemand weiß, wie katastrophal es denn noch werden wird. Die Ungewissheit macht vielen zu schaffen. Zu jeder Depres-sion gehört auch das selbstzerstörerische Element, wenn jemand die Situation nicht mehr erträgt. Am Ende einer derartigen Entwicklung steht schließlich der Suizid. Eine besonders stark ausgeprägte Aggression richtet sich nicht nur gegen einen selbst selbst, sondern auch gegen andere, was verschiedene Motive haben kann. Manchmal wird die Schuld in der Umgebung gesehen und na-hestehende Personen werden sozusagen zur Strafe mit ausgelöscht. Manchmal wollen die Betroffenen es ihren Angehörigen ersparen, in Armut oder mit einem Versager leben zu müssen, und der erweiterte Suizid wird als eine Art Gna-denakt gesehen. In einer deutschen Wochenzeitschrift heißt es: „Börsencrash. US-Finanzmanager erschießt sich und fünfköpfige Familie." Zu sehen ist ein schmuckes Haus mit weißen Säulen am Eingang und großen Autos auf dem Parkplatz. Ein 45-jähriger Mann hatte 2001 1,2 Millionen US-Dollar verdient, damals war die Rede von „Großes Geld für große Jungs". Er verdiente auch mit Immobilien, bis es zur Finanzkrise kam. Im Abschiedsbrief machte er die weltwirtschaftliche Lage für den erweiterten Suizid verantwortlich. Die ganze Familie auszulöschen sei „der ehrenvolle Weg". Er erschoss seine Ehefrau, die Schwiegermutter sowie seine drei Söhne im Alter von 19, zwölf und sieben Jahren. Das Magazin zitiert schließlich noch einen Polizeichef: „Wir müssen uns spätestens jetzt dazu bekennen, dass wir in sehr schwierigen Zeiten leben." (Spiegel-online vom 7.10.2008) So wie bei Alkoholismus und anderen Subs-tanzen das zentrale Nervensystem in Mitleidenschaft gezogen wird und Ge-

hirnzellen zugrunde gehen, heißt es auch in einem Artikel: „Gier frisst Hirn."
Ist Verdummung also eine weitere Gemeinsamkeit von Turbokapitalismus und
Alkoholismus?

Wird diese Situation auch Auswirkungen auf die Finanzierung von Suchttherapie haben? Wenn ich mit Menschen darüber spreche, meinen die einen,
es werde wahrscheinlich mehr Suchttherapie brauchen, da der Konsum von
Alkohol und Drogen sprunghaft ansteigen werde. Eine andere Meinung geht
in die Richtung, dass bei der zu erwartenden finanziellen Knappheit Kranken-
hausbetten reduziert und ganze Spitäler geschlossen würden. Welche Häuser
wird es als Erstes treffen? Die, die vermeintlich am wenigsten benötigt werden.
Das sind vermutlich nicht Unfallchirurgien oder Herzüberwachungen. Stationäre Suchttherapie würde vielleicht als Orchideenfach und somit als unnötig
betrachtet werden und wir wären dann vielleicht das erste Krankenhaus, welches aufgrund dieser wirtschaftlichen Krisensituation geschlossen würde.

Ich spüre einen Anflug von Mitleid mit uns, unseren Patienten, dem Team
und mit mir selbst. Es dräut die Vision, in einer Frühbesprechung den Platz
wie üblich einzunehmen und dann die Stimme zu erheben: „Liebe Kolleginnen
und Kollegen, ich muss euch eine betrübliche Mitteilung machen. Die Landesregierung hat beschlossen, dass die Mittel für stationäre Drogentherapie
nicht mehr zur Verfügung stehen. Der personelle Aufwand ist im Vergleich
zum Nutzen unverhältnismäßig hoch und aus diesem Grund müssen Stellen
abgebaut werden. Unter diesen Umständen wird es nicht möglich sein, die
Therapiestation Lukasfeld weiterzuführen." Noch ist es zum Glück nicht so
weit und natürlich besteht die Hoffnung, dass es nicht so weit kommen wird.
Derzeit ist Galgenhumor in meiner Umgebung noch die am häufigsten ver-
breitete Reaktion, manche beginnen aber auch schon ihre Köpfe einzugraben
und sagen: „Ich kann das alles nicht mehr hören!" Bei vielen steht der Ärger im
Vordergrund, weil sie nicht oder zu spät reagiert und Geld verloren haben.

In meine Stimmung passt noch der Artikel einer deutschen Tageszeitung,
wonach sich jedes Jahr bis zu 200 Ärzte das Leben nehmen. Zehn bis 15 Prozent
aller Ärzte werden in ihrem Leben abhängig von Alkohol oder Tabletten. Die
wesentliche Ursache besteht in Kostendruck und unmenschlichen Arbeitsver-
dichtungen, die zu Burn-out führen. Jeder neunte Patient einer psychosomatischen Klinik ist Arzt, es ist die Berufsgruppe, die neben Wirtschaftsmanagern
am meisten und besonders betroffen ist: Anästhesisten und Psychiater. So bin
ich also Angehöriger einer Population mit „high risk for suicide".

Ein Vertreter einer Pharma-Firma beschreibt seine finanzielle Situation sehr eindrucksvoll und ich kann dies gut nachvollziehen, weil es mir ähnlich geht. Wir stehen nun schon über 20 Jahre im Berufsleben, wir konnten etwas ansparen. Wir haben unseren Banken und Vermögensberatern geglaubt und Aktien von Kaffeehändlern gekauft, Frankenkredite aufgenommen und unsere Wohnungen mit Versicherungen im Einmalerlag finanziert. Wir haben nie in Saus und Braus gelebt, ständig gearbeitet und sind nun damit konfrontiert, Tausende von Euro verloren zu haben.

„Das muss man sich vorstellen!", sagt er gequält. „Meine Frau geht in ein Geschäft, um dort ein Glas Schokoladenaufstrich zu kaufen, weil es dort 20 Prozent billiger ist. Später entdeckt sie in einem anderen Geschäft, dass sie dort zwei zum Preis von einem bekommt. Was macht sie? Sie geht ins erste Geschäft und bringt das Glas wieder zurück, um dann im zweiten Geschäft besonders preisgünstig einzukaufen. Wir waren immer stolz, wenn uns so etwas gelungen ist. Und jetzt so etwas!"

Im Cash & Carry-Markt musste ich heute nicht lange anstehen, obwohl Freitagabend war. Ich hatte nicht allzu viel im Wagen und ließ eine junge Frau vor, die nur zwei Netze mit Maroni in der Hand hatte. Sie war dem Akzent nach aus Italien oder Spanien, hatte lange schwarze Haare mit kleinen Locken, die in ihrem öligen Glanz etwas künstlich aussahen. Schmales Gesicht, gebräunte Haut, Sommersprossen, und sie meinte, es würden noch zwei Joghurt kommen, was dann auch der Fall war. Der vierschrötige Joghurtträger lächelte breit und sagte kein Wort. Während wir noch warteten, begann die Dame vom Kastanienessen zu schwärmen. Während die letzten schlecht, trocken und wurmig gewesen seien, würden diese nun viel besser aussehen.

„Und dazu einen guten Wein."

„Glühwein?"

„Nein, Glühwein nichte gut, kriege ich immer Kopfschmerzen. Wenn schon, dann selber machen: mit Zimte und Nelke. Und eine gute Wein. Aber noch besser ist eine klare Schnaps."

„Grappa?"

„Nein, eine normale Schnaps. Dann wirstu nicht so schnell besoffen."
Fragender Blick meinerseits.

„Ja, sicher, vielleicht eine Obstler oder eine Marille."
Ihre schwarzen Augen leuchten.

„Sonst von die süße Zeug kommte die Rausch viel zu schnell. So isse viel besser. Kommte die Rausch langsam und hast du am nächsten Tag keine Kopfschmerzen."

Inzwischen muss sie bezahlen, der Joghurtträger packt die Sachen zusam-

60

men. Sie verabschiedet sich sehr freundlich und ich fühle mich gut, weil es die Stimmung ungemein verbessert, jemanden an der Kasse vorzulassen und dann etwas Small Talk machen. Das verkürzt auch die Wartezeit.

Die Kassierin wiederum arbeitet hoch konzentriert und steht sichtlich unter Druck. Der Versuch einer kurzen Aufheiterung mit einem fröhlichen „Spürt ihr schon die Wirtschaftskrise?" war wohl auch nicht geeignet, ihre Stimmung zu verbessern. Für ein kurz angebundenes „Momentan nicht!" hatte ich dann auch vollstes Verständnis. Etwas beschämt und verdrossen habe ich dann das Geschäft verlassen.

Unkontrollierte Heiterkeit beim Meditieren

Ein Meditationstag mit unserem Team liegt nun fast schon ein Monat zurück. Ich habe fürs Team eine Zusammenfassung darüber geschrieben, was gesprochen und diskutiert wurde. Ein Exemplar habe ich an unseren buddhistischen Meditationslehrer nach Dänemark geschickt, wo es auch angekommen ist, verbunden mit einer Rückmeldung und Grüßen aus dem hohen Norden.

Im tiefen Süden hat dieser Meditationstag zu einigen nachhaltigen Veränderungen geführt. Eine davon besteht darin, dass nun jedes der Teammitglieder bereit ist, zu Beginn der Morgengruppe die tägliche Achtsamkeitsübung nach der Methode der Shamata-Meditation anzuleiten. Dazu verwenden wir bildhafte Vergleiche, die es leichter machen, in die Übung zu kommen. Die Haltung ist ein wesentliches und entscheidendes Element der Meditation. Die Wirbelsäule soll gerade und aufgerichtet sein, sozusagen von alleine stehen „wie ein Stapel Münzen". Mich hat dieses innere Bild angesprochen, ich habe es auch selbst verwendet, wollte in diesem Bild allerdings auch noch den Kopf dazu ergänzen, der auf der Halswirbelsäule ruht. Was bietet sich als bildhafter Vergleich an? Zunächst habe ich eine Tomate erwogen, aber ein hochroter Kopf würde zu diesem Bild wohl nicht so gut passen. Ein Tischtennisball? Wohl auch nicht, da innen hohl. Die Glaskugel war mir zu kalt, der Apfel zu groß. Schließlich bin ich bei einer Kastanie gelandet, zumal diese auch gut zu Kindheitserinnerungen passt, als wir Kinder an den Bodensee gefahren sind, in den Seeanlagen der Landeshauptstadt Kastanien gesammelt und dann zu Hause Kastanienmännchen gebastelt haben. So habe ich bei einer Meditationsanleitung als Bild den Stapel mit Münzen benutzt, darauf frei ruhend eine Kastanie.

Als eine Kollegin die Meditation anleitet, benutzt sie dasselbe Bild. Statt Kastanie will sie Maroni sagen, sagt aber Makkaroni – eine Nudel! Sie selbst hat es nicht gemerkt, ich übrigens auch nicht, einige andere aber schon, und dieses Bild einer meditierenden Gestalt mit einer Nudel als Kopf hat prustende Heiterkeit in einem Ausmaß erregt, dass sich einige, wie es so schön heißt, nicht mehr eingekriegt haben. Das stimmt mich sehr positiv: Wir müssen nicht alles so ernst nehmen. Es soll auch erlaubt sein, beim Meditieren zu lachen.

Alkohol: Ein Problemchen?

Anlässlich eines Wochenendberichtes eines Patienten, wonach einer seiner Freunde neben ihm „ein oder zwei Bierle" getrunken habe und er selbst beim Kaffee geblieben sei, sind wir der Frage nachgegangen, warum er und viele andere sich immer dieser und anderer Verkleinerungs- und Dezimierungsmethoden bedienen, wenn es um Alkohol geht. „Ein bis zwei Bierle." Wir gehen davon aus, dass er genau weiß, ob sein Freund ein Bier oder zwei getrunken hat und ob es große oder kleine Biere waren. Aber was macht das schon aus?

Ob es eines oder zwei waren, könne doch egal sein, vielleicht seien es auch drei oder vier gewesen, das sei doch nicht so wichtig. Außerdem sprach er ohnehin nur von „Bierle", so wie es auch die „Gläsle" oder „Achtele" gibt, auch in anderen Dialekten gibt es das „Krügerl" oder das „Vierterl".

Was klingt hier durch? Verschränken sich hier Trinkkultur und Sprache? Das Vierterl wäre dann ja gar kein Viertel, sondern weniger als ein Viertel. Das mathematische Viertel sind 25 Prozent von 100 Prozent, aber das gastronomische Viertel – wie viel ist das? Erheblich weniger, und so etwas geht immer noch. Dazu passt auch das „Reiseachterl", welches noch schnell getrunken werden will, bevor jemand nach Hause geht. Das kann ruhig ein bisschen weniger sein. Man fährt ja schließlich mit dem Auto. Wenn aber die „Maß" beim Oktoberfest weniger als ein Liter ist, dann heißt es sehr rasch „schlecht eingeschenkt", und dann regen sich die Leute auf.

Dass ein bisschen immer noch geht, hat auch sonst in der Sprache des Gastgewerbes seinen Einzug gefunden. Im Alemannischen sind es dann ein paar

„Nüdele" oder ein „Fleischle", die noch angeboten werden. Kann es auch „ein Salötle" sein, eventuell noch ein paar „Kartöffile", „Karöttile" oder „Böhnile"? Nach dem Essen und zur Verdauung wäre doch sicher „ein Schäpsle" genau das Richtige, nach den „Käsknöpfle" muss es ein „Ufrießerle" sein – also ein kleiner Aufreißer.

In der Gruppe geht es dann aber um Scham und Verleugnung als die Motive, Verkleinerungsformen zu verwenden. Das läuft dann so ab: Wahrscheinlich habe ich vier Bier getrunken, sage aber dann, es wären nur „ein bis zwei Bierle" gewesen, also eigentlich nur eines, und einmal ist keinmal, und somit habe ich irgendwie gar nichts getrunken. Das ist die Magie der Sprache: Aus etwas Großem mache ich etwas Kleines und aus dem Kleinen mache ich ein Nichts.

Kaputte Sonntage

Wer wissen möchte, wie ein Wochenendausgang zu gestalten ist, an welchem nichts passiert, ist bei einigen unserer Patientinnen und Patienten an der richtigen Adresse. Samstagvormittag etwas einkaufen, DVD ausleihen, irgendwo irgendetwas essen, Freund besuchen, DVD anschauen, noch eine DVD anschauen, abends weggehen wollen, keine Lust haben, noch eine DVD anschauen, bis nächsten Mittag schlafen, bei den Eltern etwas essen, noch eine DVD anschauen, schlafen, vom Ausgang zurückkommen – aber: nüchtern geblieben, zumindest nach eigenen Angaben. Außerdem ist ja nichts passiert: keine Drogen genommen, kein Alkohol getrunken. Einige von uns Therapeuten sehen das alles recht kritisch und schütteln bei solchen Berichten die Köpfe. Man könne doch nicht so viel Zeit dermaßen sinnlos vertun. Es müsse doch möglich sein, am Wochenende etwas Vernünftiges zu machen – Sport, Kultur, Kreativität. Es gebe doch so viele Möglichkeiten!

Es kann aus Sicht der Patienten aber auch anders gesehen werden: Es gab Kontakte mit der Familie, mit einem oder mehreren Bekannten, das Chillen war an einem düsteren Regentag einfach sehr angenehm. Wenn ich die Erfahrung machen kann, dass ich es mir ohne Alkohol, Tabletten und Drogen gemütlich machen kann, ist das doch unendlich viel wert. Dem stimme ich selbst zu. Im Team nehmen wir oft die Haltung ein, ein ideales Wochenende für Jugendliche müsste in Joggen, Bergwandern oder Museumsbesuchen bestehen, und das ist völlig unrealistisch.

Wirklich kaputte Wochenenden schauen in der Tat ganz anders aus. Irina beschreibt dies folgendermaßen: irgendwann am Vormittag aufwachen, nach dem Aufstehen als Erstes entweder Heroin spritzen oder Methadon schlucken, meistens zusätzlich noch Schlaftabletten schlucken; dann wieder schlafen, herumliegen, fernsehen, schlafen, herumliegen. „Manchmal bin ich in die Schweiz gegangen, um etwas zu besorgen", sagt Irina und blickt auf den Boden. „Du bist depressiv, es ist alles so sinnlos, du bist völlig lustlos und die meiste Zeit alleine. Es ist kein Leben, es ist ein Vegetieren, es ist völlig uninteressant. Es ist alles andere besser als das."

Tot zu sein ist somit nur eine Variante, nicht zu leben.

Moderne Kunst

Am Mittwochnachmittag stehen immer erlebnispädagogische oder kulturelle Aktivitäten auf dem Programm, je nachdem, was das Wetter zulässt. Nasskalte und regnerische Tage führen eher in ein Museum als in die Natur. Aktuell gab es die Ausstellung eines zeitgenössischen flämischen Künstlers, die mit der Gruppe besucht wurde. Eine Führung war inbegriffen. Die Reaktion unserer Patientinnen und Patienten war von Befremden und Entsetzen gekennzeichnet. Wir sind immer wieder überrascht, wie die Wertvorstellungen der meisten unserer Patienten als äußerst bürgerlich und konservativ anzusehen sind. Ich selbst habe die Ausstellung nicht gesehen. Allzu provokativ scheint sie aber nicht zu sein, da nirgends die Rede von einem Skandal war, nicht einmal von einem Skandälchen, und es gab keine Brandreden von Politikern und anderen Menschen, die sich üblicherweise als Hüter von Moral und guten Sitten profilieren wollen. Anleihen dafür hätte es bei uns wohl sicher gegeben.

„Diese Ausstellung war die unterste Schublade", hieß es am nächsten Tag aus der Gruppe. Es folgte in der noch verbleibenden Gruppenzeit eine konzentrierte und kollektive Ausstellungsbeschimpfung: „Man kann es von oben betrachten und von unten und von verschiedenen Seiten – es ist einfach nur pervers."

„Da sind so Steine und mittendrin liegt ein Typ mit einem Ständer und spritzt ab."

„Bei so etwas arbeitet es nicht allein im Kopf."

Was meint er damit?

„Da sind noch Drogen im Spiel. Da müssen Drogen im Spiel sein. Auf so etwas kann man sonst gar nicht kommen."

„Das muss man sich vorstellen. Da malt einer mit einem Kuli einfach sieben Polster und ein Bettlaken an!"

Ein Mitarbeiter, der die Exkursion begleitet und die Ausstellung durchaus als interessant und sehenswert erlebt hat, weist darauf hin, dass diesen Zeichnungen ja eine Idee zugrunde liegen würde. Der Künstler habe eines Tages einen Käfer auf der Bettdecke gehabt und habe dessen Lauf über die Bettwäsche nachgezeichnet. Das sei die Anregung für dieses Kunstwerk gewesen.

„Ich weiß nicht", kommt es dann wieder aus der Gruppe, „das können nur Leute sein, die den ganzen Tag nichts zu tun haben. Denen muss langweilig sein, vielleicht haben sie einen Entzug und sie sind zu zittrig, um zu arbeiten."

„Da gibt es ein Bild, wie eine Gans eine Frau befriedigt. Dass man mit so etwas Geld verdienen kann, ist schlimm. Auch mit eingelegten Gehirnen oder mit Glasknochen."

„Mich schreckt so etwas ab."

„Wenn ein normaler Mensch so etwas macht, wird er eingesperrt."

Wenn eine Ausstellung wie diese dazu dienen soll, Tabus zu brechen und Aufregung zu schaffen, dann ist das gut gelungen. Was bei unseren Patientinnen und Patienten geweckt wurde, weiß ich noch nicht. Einen Besuch im Kunsthaus müssen wir jedenfalls längere Zeit nicht mehr vorschlagen.

Diebstähle

Wenn es in unserer Therapiestation zwar zur Etikette gehört, sich bei Drogenbesitz und -konsum gegenseitig nicht zu verraten, ist es offensichtlich aber sehr wohl möglich, sich gegenseitig zu bestehlen.

An einem Montagabend sind sowohl ein teurer MP3-Player als auch ein privates und besonderes Schwarzbrot sowie sechs Paar Landjäger abhandengekommen. Dabei handelt es sich um vierkantige Hartwürste und eine lokale Spezialität.

Wer tut so etwas?

Dass es einer oder eine von „uns" in der Patientengruppe gewesen sein muss, ist für Einzelne so schockierend, dass sie eher daran glauben, dass es Nachbarskinder gewesen sein müssen, die ins Haus und in die Küche eingedrungen sind.

In der Gruppe grassiert Misstrauen.

Ein MP3-Player, das ist das eine. Aber wer braucht schon zwölf Würste und einen ganzen Wecken Schwarzbrot? Die Blicke wandern umher und sammeln sich bei einer stark untergewichtigen Patientin, bei welcher auch eine Ess-Brech-Störung bekannt ist. Hat es nicht in der letzten Zeit verstärkt nach Erbrochenem gerochen?

Nein, sicher nicht, sagt sie. So etwas interessiere sie nicht und außerdem habe sie selbst einen MP3-Player.

Ein offensichtlich Erfahrener meint, dass der Dieb oder die Diebin ganz schön blöd wäre, wenn das Gerät noch im Haus wäre. Entweder hätte er oder sie es jemandem mitgegeben oder außerhalb des Hauses so deponiert, dass es niemand finden könne.

Die Gutmütigen meinen, dass er vielleicht gar nicht gestohlen wurde, sondern verloren ging. Immerhin wurde der MP3-Player zuletzt in der Durchreiche der Küche gesehen, wo der Besitzer ihn liegen lassen hat, und er wurde nicht aus seinem Zimmer gestohlen. Vielleicht ist er irgendwie in die Küchenwäsche geraten. Es soll bei der Wäscherei angerufen werden, was später auch erfolgt. Offensichtlich komme es häufig vor, dass mit der Wäsche alles mögliche andere auch mitkomme. Sollte ein eher größerer schwarzer MP3-Player zum Vorschein kommen, würden wir verständigt. Hält so ein Gerät eine chemische Reinigung eigentlich aus? Ist es dann zwar weiß, aber funktioniert immer noch? Meine Hoffnungen, dass ein intaktes Gerät wieder auftaucht, sinken.

Eine entscheidende Frage, die vom Bestohlenen kommt und sich vor allem an mich richtet, ist die: „Im Haus wird offensichtlich gestohlen, und was tut ihr dagegen?" Diese Frage hat ein großes Gewicht. Es geht nicht nur um die kriminalistische Seite. Es geht auch darum, dass in einer Atmosphäre des Misstrauens und der gegenseitigen Verdächtigungen therapeutische Inhalte untergehen. Wir werden in die Gruppendynamik hineingezogen. Die Atmosphäre ist emotional so aufgeheizt, dass wir uns dieser Frage stellen müssen, ob wir wollen oder nicht. Natürlich lässt es sich in der Gruppe bearbeiten, aber das reicht wohl nicht. So reift ein Entschluss heran: Wir machen eine Razzia, wir durchkämmen alle Zimmer, wie wir es früher zumindest bei Einzelkontrollen auch immer wieder gemacht haben. Diesmal werden wir es etwas anders angehen. Kurz vor Gruppenbeginn geht ein Pfleger durch die Station und sperrt alle Patientenzimmer zu. Wir beginnen die Gruppe wie üblich, nach der Halbzeit wird aber das Thema „Diebstahl" angesprochen und wir teilen mit, dass wir vom Personal in Zweiergruppen die Zimmer durchsuchen werden, selbstverständlich in Anwesenheit der jeweiligen Bewohner. Wir haben uns in früheren Teamsitzungen schon dazu durchgerungen, dass sich an einer derartigen Zimmerkontrolle jedes Teammitglied beteiligen soll. Das heißt: Auch der Leiter wird Matratzen umdrehen, Toilettenbeutel ausleeren und in der Schmutzwäsche kramen. Für mich ist das in Ordnung. Wir verstehen uns als ein partnerschaftliches Team auf gleicher Augenhöhe. Interessant ist so eine Zimmerdurchsuchung allemal. Ich habe diesmal gelernt, dass es Handtaschen mit Abfallfächern gibt, in welchen sich seit Wochen Müll angesammelt hat, dessen Herkunft mich nachdenklich gemacht hat, worauf ich aber nicht näher eingehen möchte. Der Intimbereich unserer Patientinnen und Patienten muss respektiert werden. Bezugstherapeutinnen und -therapeuten gehen allerdings nicht in Zimmer, die von Patientinnen oder Patienten bewohnt werden, die bei ihnen in Einzeltherapie sind.

Gefunden haben wir im Großen und Ganzen nichts Besonderes, schon gar nicht Brotlaibe, Würste oder Musikabspielgeräte. Wir haben natürlich auch öffentliche Bereiche durchsucht, alle möglichen Kästen mit Reinigungsutensilien, die Waschküche, die Patientenbibliothek, die Spielothek und vieles mehr. Auch die Weihnachtssachen sind mir untergekommen. Das hat mir immerhin Ende Oktober schon eine kleine Dosis Weihnachtsstimmung verschafft.

Schließlich ist der MP3-Player nicht mehr aufgetaucht. Immerhin hat der Bestohlene sein ursprüngliches Vorhaben, ohne Rücksicht auf Verluste – und wenn nötig auch mit Körpergewalt – vorzugehen, nicht wahr gemacht. Ich hoffe, wir konnten ihm gegenüber auch deutlich machen, dass es uns nicht egal ist, wenn etwas gestohlen wird, und dass wir sehr wohl auch das Unsere dazu tun möchten, nicht nur mit Worten, sondern auch mit Taten. Dies dürfte ihn auch etwas beruhigt haben. Immerhin konnten wir uns dann auch wieder anderen Themen zuwenden.

Immer wieder schockierend

Immer wieder schockierend sind Situationen wie etwa die Aufnahme eines 17-jährigen Mädchens, das mitgeteilt hat, schon vor zwei Jahren mit Prostitution „gutes Geld" verdient zu haben.

Heiliges Brot und Augen, die nicht lügen

In der Drogentherapie hat die Arbeit mit Menschen mit Migrationshintergrund einen hohen Stellenwert. Die Wurzeln von ca. einem Drittel unserer Patientinnen und Patienten befinden sich in Südosteuropa, vor allem in der Türkei und in den Ländern des ehemaligen Jugoslawiens. Dadurch lernen wir die verschiedenen Kulturen und Religionen besser kennen, was ich sehr spannend finde. Neben Muslimen machen bei uns auch Menschen Therapie, die osteuropäischen christlichen Orthodoxien angehören. All deren Gebote, Feiertage und Rituale sollen auch in unserer Drogenstation ihren Platz haben, wenn es dann auch gewünscht wird, was nicht immer der Fall ist, vor allem wenn gefastet werden sollte oder bestimmte Opfer anstehen. Aber wer krank ist, bekommt ohnehin Dispens, und schließlich sind war ja ein Krankenhaus. Familien haben in vielerlei Hinsicht einen hohen Stellenwert. Die Ehrbegriffe lassen aber gerade bei den türkischen Familien üblicherweise nicht zu, dass sie sich in eine Angehörigenarbeit einbeziehen lassen. Zu groß sind Schande und Schamgefühl, eine Drogenstation ist ein Ort, der offensichtlich tabu ist und deshalb nicht betreten werden darf. Natürlich ist den Kindern auch bewusst, was sie ihren Familien angetan haben, und viele wollen es wiedergutmachen.

Erstgeborene Söhne haben in südosteuropäischen Familien unter anderem die Aufgabe, Traditionen zu übernehmen, die bis dahin ein Privileg des Vaters waren. Dazu gehören bestimmte Zeremonien an kirchlichen Feiertagen. Wenn ein erstgeborener Sohn eine lange Drogenkarriere hinter sich und viele Jahre im Gefängnis verbracht hat, ist so ein Tag emotional besonders intensiv besetzt – mit Anspannung, Unsicherheit, Hoffnung und Versagensängsten.

Mirko ist einer dieser jungen Männer. Er stammt aus einer serbischen Familie. Schon seit Wochen weist er darauf hin, er brauche an einem bestimmten

Sonntag im Oktober unbedingt Ausgang, um den Feiertag der Schutzpatronin des Dorfes der Großeltern zu feiern. Es handelt sich dabei um eine Heilige des späten Mittelalters, die aus reichem Hause stammte und ihr ganzes Vermögen den Armen vermachte. In höherem Alter sprach sie kein Wort mehr und lebte bis zu ihrem Tod unerkannt in einem Dorf in dieser Gegend. Erst Jahre nach ihrer Beerdigung wurde bekannt, um wen es sich gehandelt hatte. Mirko teilte uns mit, dass jede Familie einen eigenen Schutzpatron oder eine eigene Schutzpatronin verehre, er könne aber nicht sagen, weshalb sich seine Familie für diese Heilige entschieden habe. Jedenfalls würde sich an diesem Tag die ganze Familie treffen und es werde ein besonderes Brot gebacken, mit einem Kreuz in der Mitte und mit anderen Symbolen. Dann sei es die Aufgabe des Sippenältesten, dieses Brot zu schneiden und ein Gebet zu sprechen. Für Mirkos Familie hat sich eingebürgert, dass der Vater, der Mühe hat, das Gebet auswendig zu sprechen, von der Mutter immer eingeflüstert bekommen hatte. Er hatte sich einfach schwergetan mit diesen Sachen. Jetzt solle es endlich der Sohn übernehmen.

Es folgt in einer Morgengruppe dann eine Szene, die wir schon vorhergesehen haben. In christlichen Feiern spielt ja nicht nur das Brot eine tragende Rolle, sondern auch der Wein. In der Alkoholismustherapie ist dies für viele betroffene Geistliche, die wir stationär behandelt haben, ein Problem gewesen, da es mit einer traditionellen Messfeier nicht vereinbar ist, den Wein auszulassen. Es gibt aber die Möglichkeit, dass in der jeweiligen Diözese der Bischof die Erlaubnis ausspricht, statt Wein Traubensaft zu verwenden. Manche machen das, aber nicht alle. Mirko meinte aber, es werde kein Problem sein. Er wisse, worum es gehe, und die Familie wisse es auch, er werde zu hundert Prozent unterstützt, wir müssten uns keine Sorgen machen, wirklich nicht! So fuhr er in den Ausgang. Oder besser: Er wurde gefahren, abgeholt von seiner Freundin, aus 500 Kilometer Entfernung.

Bei uns stieg die Spannung, als Mirko am folgenden Montag von seinem Wochenende berichtete. Würde er Wein getrunken haben? Das käme einem Rückfall gleich. Nun – Mirko ist mit vielen Wassern gewaschen und musste gar nicht gefragt werden, wie das denn gewesen sei mit dem Wein.

„Ich habe nur das Glas an den Mund geführt und die Lippen benetzt. Getrunken habe ich nichts!" Und natürlich sei auch alles andere perfekt gelaufen.

Test bestanden. Es ist fast zu schön, um wahr zu sein. Manche verdrehen die Augen.

„Glaubt ihr ihm das alles?", frage ich in die Gruppe.

Mirko blickt mir sehr treuherzig von unten entgegen: „Aber Herr Doktor, können solche Augen lügen?"

„Ich glaube ihm", sagt sein Sitznachbar. „Mirko ist ein ehrlicher Verbrecher."

Cherchez la femme

Aus dem Land der delikaten Konflikte stammt die Empfehlung, die Rolle der Frauen zu untersuchen, wenn Männer in Konfliktsituation geraten oder Kriege führen. Auch aus der Psychoanalyse wissen wir aus Untersuchungen von Vater-Sohn-Konflikten, dass uns die Spannungen häufig zur Mutter führen, die auf der Spitze dieses ödipalen Dreiecks sitzt und von beiden begehrt wird. Die Mutter-Frau-Geliebte ist das begehrte Objekt, sie steht sozusagen auf dem Balkon und lässt die anderen um sie kämpfen. Dies ist eine archaische Szene, und dass sich schon Homer dieses Dramas angenommen hat, ist kein Zufall. In diesem ödipalen Dreieck spielen unbewusste Faktoren eine große und vielfach entscheidende Rolle, sodass die meisten Beteiligten gar nicht wissen, was sie eigentlich tun. Die Position einer Frau, die bewusst oder unbewusst die Fäden von leicht steuerbaren Marionetten-Männern zieht, beinhaltet natürlich eine Reihe von interessanten Perspektiven und kann wie vieles andere auch trefflich missbraucht werden. Manche beherrschen es meisterhaft, Männer gegeneinander auszuspielen, und wenn diese jung und triebhaft sind, vielleicht auch noch mit südländischem Temperament, dann sind die Voraussetzungen für Spannungen, Eskalation und großes Drama gegeben. Anders gesagt: Dann kracht es schnell einmal.

In unserem Stück haben drei Personen die tragenden Rollen gespielt, Melinda, Ismail und Martin. Die Geschichte ist schlecht ausgegangen, es hätte aber noch schlimmer kommen können und es sind Gott sei Dank keine schweren bleibenden Schäden daraus entstanden. Wie es sich für ein richtiges Drama gehört, sind tiefe Gefühle wie Neid und Eifersucht wichtige Ingredienzien, auch Hass und Rache spielen eine Rolle, in unserem Fall als eine Folge von Kränkungen. Für all dies bietet der Mikrokosmos Lukasfeld eine hervorragende Bühne, mit Hauptbühne und Nebenbühnen. Die Stücke, die hier inszeniert werden, haben manchmal nur sehr kurze und schnelle Sequenzen, wir können nicht alles sehen und vieles bleibt uns verborgen. In manchen Fällen versuchen wir die Handlung wie bei einem Film zurückzuspulen, um zu erfahren, wie es begonnen hat. Wie ist es schließlich zur Gewaltmanifestation gekommen? Hätten wir es verhindern können? Haben wir vielleicht sogar einen Beitrag dazu geleistet, dass es so weit gekommen ist?

Begonnen hat es wohl mit der Variante des ödipalen Beziehungsdreiecks, in welchem es um den ersten Platz beim Vater geht. Für Melinda ist einer unserer älteren Therapeuten der Bezugstherapeut gewesen. Er hat die Einzelgespräche geführt und sie hat eine sehr enge Beziehung zu ihm entwickelt. Ismail gehört einer unterdrückten Minderheit seines Herkunftslandes an, was den Kollegen sehr interessiert hat. Anlässlich einer gemeinsamen Wanderung hat es offensichtlich sehr engen Kontakt zwischen den beiden gegeben, weil Ismail viele interessante Details aus seiner Heimat zu erzählen wusste, aus einer Kleinstadt, ganz zentral im asiatischen Teil der Türkei. Ismail selbst hatte in der Patientengruppe keinen guten Stand. Er galt als überheblich, hielt sich nicht gerne an Regeln, war gerne krank, wenn es etwas zu arbeiten gab, und begab sich häufig in Opposition zur Gruppe – ein nicht ganz ungefährliches Unterfangen. Wenn er sich zu einem Therapeuten noch eine besonderes Näheverhältnis schuf, machte ihn dies für die Gruppe erst recht zu einem Außenseiter und zu einem potenziellen Verräter. Ismail wurde vorgeworfen, er würde den Therapeuten schöntun und ihnen Honig ums Maul schmieren, während er sich gegenüber den Mitpatienten als unkollegial und arrogant präsentierte.

Beim Abendessen nach diesem Ausflug kippte die Situation. Melinda begann Ismail zu provozieren und zu beschimpfen. Der zentrale Vorwurf lautete, er sei „ein letztklassiger Arschkriecher".

Der Konter von Ismail, vor der ganzen Gruppe vorgetragen, ging weit: „Über Ärsche müssen wir hier gar nicht reden. Deiner ist so groß, da passt so ein Gesicht wie meines gar nicht hinein!"

Ismail verließ dann den Speisesaal und ging ins Zimmer. Offensichtlich bedurfte es nur eines Nickens von der etwas molligen Melinda, dass sich Martin aufmachte und Ismail in seinem Zimmer aufsuchte. Was dort geschehen ist, wissen wir nicht, da es verschiedene Aussagen dazu gibt. Jedenfalls gab es ein Geschrei und einen lautstarken Raufhandel. Der Nachtdienst-Pfleger rannte sofort los, und bis er im ersten Stock im Zimmer ankam, lag Martin bewegungslos in einer Blutlache. Er war bewusstlos und hatte mehrere blaue Flecken sowie eine Riss-Quetsch-Wunde am Hinterkopf, die in der Unfallabteilung genäht werden musste. Unsere Hausordnung sieht vor, dass bei einem Raufhandel beide Kontrahenten sofort entlassen werden. Martin sagte später dazu, er hätte eine Woche später ohnehin die Entlassung gehabt und er hätte den Mit-Hinausschmiss von Ismail provozieren wollen, um der Gruppe noch ein Geschenk zu machen – insbesondere Melinda.

Blaue Zunge, blauer Speichel

Wenn Sie jemandem begegnen, der einen blauen Speichelfluss hat, muss es sich nicht unbedingt um eine exotische Krankheit handeln. Es kann es sich auch um ein Reservoir für ein bestimmtes Beruhigungsmittel handeln. In der Szene sind „Somnis" sehr populär, es handelt sich dabei um ein Benzodiazepin, welches eine rasch einsetzende dämpfende, angstlösende und entspannende Wirkung hat. Gleichzeitig gibt aber es auch ein hohes Suchtpotenzial mit Entzügen, die schlimmer sein können als Alkoholentzüge. Die „Somnis" sind intensiv blau. Wir haben einen Patienten mit Zahnruinen an den Stellen, wo sich einmal ein Gebiss befunden haben muss, aufgenommen, der mehrere seiner noch verbliebenen hohlen Zähne mit „Somnis" zuzustopfen pflegte. Aus diesem Reservoir ließ sich immer, wenn er mit der Zunge darüber strich, Substanz abstreifen und er konnte auf diese Art und Weise dafür sorgen, ständig einen Blutspiegel zu haben, ohne laufend Tabletten einnehmen zu müssen.

Zahnfüllungen mit psychotropen Wirkungen, die dann auch noch zu derart besonderen Verfärbungen von Zungen, Lippen und Speichel führen, waren selbst für uns etwas Neues.

Skiunfall

Mathias hat, seit er bei uns ist, diffuse Kniebeschwerden. Es sei etwas mit dem Meniskus. Er kann an vielen Aktivitäten nicht teilnehmen und wir werden seine Beschwerden orthopädisch abklären lassen. Er sei ein unwillkommenes Kind gewesen. Die Mutter habe ihm gesagt, er sei bei einem Skiurlaub „passiert", er sei sozusagen ein Skiunfall. Ein Unfall. Er nimmt jetzt keine Drogen, sondern denkt über sein Leben nach und über das, was er gebraucht hätte. Ist es dann ein Zufall, wenn er den ganzen Tag mit Krücken umhergeht?

998 Backsteine

Wir haben mit unseren Patientinnen und Patienten viel mehr gemeinsam, als manchen von uns lieb ist. So wie wir dazu neigen, bei morgendlichen Übergabebesprechungen vor allem das Negative herauszustreichen, wenn etwa schon wieder Zigarettenkippen vor dem Eingang liegen oder das Frühstücksgeschirr nur schlampig abgeräumt wurde, hören wir auch aus der Patientengruppe meistens nur das, worüber sie unzufrieden sind. Dies hat sogar schon zur „Bananenjoghurtkrise" geführt, weil es zwar Waldbeerjoghurt und Kaffeejoghurt in ausreichender Menge gab, aber offensichtlich zu wenig Bananenjoghurts, sodass einer unserer Patienten aus dem Küchendienst für sich heimlich Bananenjoghurts zur Seite schaffte. Als dies bemerkt wurde, geriet er in ernsthafte Schwierigkeiten.

Natürlich sind wir uns aus professioneller Sicht dessen bewusst, dass positive Verstärkungen viel mehr bringen als negative Kritik. Es scheint aber in vielen von uns ein Programm zu laufen, welches es schwer macht, positive Rückmeldungen zu geben. Und wenn uns das doch einmal gelingt, klingt dies manchmal sehr erzwungen und etwas oberflächlich. Es fällt uns schwer, unseren Patientinnen und Patienten zu vermitteln, dass sie in erster Linie einmal in Ordnung sind, so wie sie sind. Was es in zweiter Linie vielleicht noch zu verändern gibt, darüber können wir reden.

Ein Meditationstag und unsere interne Gruppenweiterbildung haben uns hier zum Glück etwas weitergebracht. Unser Meditationslehrer hat uns dazu ein schönes Zitat seines eigenen tibetischen Lehrers mit auf den Weg gegeben: „You're absolutely perfect, maybe you can improve a little bit", was so viel heißt wie: „Ihr seid absolut perfekt, vielleicht könnt ihr euch sogar noch ein bisschen verbessern."

Wir haben beschlossen, eine Gruppe in diesem Geist zu gestalten. Dazu habe ich mich für einem literarischen Input entschieden, nämlich eine Geschichte aus dem Buch „Die Kuh, die weinte" von Ajahn Brahm. Darin erinnert sich der Autor, der aus England stammt und in Cambridge Physik studiert hat, an seine Anfangszeit als buddhistischer Mönch, als er in Thailand ein Kloster zu bauen begann. Eine Aufgabe für ihn war, mit Backsteinen eine Mauer zu errichten. Dies gelang recht gut, allerdings war er am Ende seines Tuns sehr frustriert, als er entdeckte, dass zwei Steine absolut nicht in die Mauer passten und hervorstanden. Er schämte sich sehr dafür und vermied es später, bei Klosterführungen diese Mauer zu zeigen. Einmal hat er es offensichtlich doch gemacht und bekam ganz unerwartet ein Kompliment. Das verstand er nicht und fragte den Besucher, ob er denn nicht dieses Schandmal der beiden falsch eingesetzten Steine sehe. Doch, sagte der Besucher, das sehe er schon, aber er sehe vor allem auch die 998 Steine, die in Ordnung seien und gut hineinpassen würden.

Mich hat sehr interessiert, ob unsere Patientinnen und Patienten auch 998 Steine entdecken können – bei sich, bei anderen und bei unserer Einrichtung. Vom Ergebnis war ich überrascht. Auch von der Art, wie es gesagt wurde. Eigentlich hatte ich erwartet, es würde ein großes Schweigen ausbrechen, es würde griesgrämig und sauertöpfisch vielleicht der eine oder andere Pluspunkt einer Therapie mitgeteilt werden. Stattdessen kam ganz spontan und lebhaft eine Vielzahl von Antworten, es sprudelte nahezu hervor, wie wenn es eine Erleichterung wäre, so etwas auch einmal sagen zu dürfen. Auch heute noch bin ich hin und her gerissen zwischen, der Annahme einer guten Anpassungsleistung mit dem Hintergrund: „Ich sage, was ihr hören wollt, und da muss ich gar nicht lange nachdenken, denn was andere hören wollen, weiß ich schon seit Jahren", und einer ehrlichen und offenen Mitteilung des momentanen Befindens. Vielleicht ist es auch eine Überlebensstrategie, das, was wir gerade machen, besonders gut zu finden und zu idealisieren, um unser Selbstwertgefühl auf einem guten Niveau zu halten. „Wenn ich mich schon entschieden habe, hierherzukommen, muss ich auch etwas Positives daran finden, denn sonst wäre ich ja verrückt." Dafür, dass ich unseren Patientinnen und Patienten so wenig Glauben ans Gute und Reflexivität über sich und die eigene Sucht zutraue, schäme ich mich etwas. Aber nicht sehr.

Irina hat jedenfalls im Rahmen ihres viermonatigen Aufenthaltes gelernt, Nüchternheit zu schätzen. Sie kann nun klar denken und mit ihrem Leben besser zurechtkommen. „Ich bin auf den Geschmack gekommen, wie es sich anfühlt, clean zu sein. Das ist gut, sogar sehr gut, und ich möchte daran nichts mehr ändern."

Irmi schätzt es, mit den anderen Menschen hier etwas teilen zu können. Alle wollen hier etwas verändern, und so falle es ihr auch leichter. „Ich kann mich hier auf eine ganz andere Art und Weise kennenlernen und erfahren. Und das Schöne dabei ist, so wie ich bin, bin ich ja gar nicht so schlecht.‟

Der geregelte Tagesablauf wird als etwas ganz Wichtiges und Wertvolles erlebt. Früher waren die unstrukturierten Tage oft ganz lang und haben sich hinausgezogen, es war lustlos und leer. „Irgendeinen Rhythmus sollte man haben und nicht 30 Stunden schlafen und dann ohne Zeitgefühl wach sein. Es gelingt mir hier, wieder klar und logisch zu denken, mich zu konzentrieren und Zusammenhänge zu verstehen. Es ist jetzt möglich, Themen anzusprechen, über die ein Gespräch sonst nicht geführt werden konnte, weil es niemanden gab, der einen verstand. Ich kann hier ehrlich zu anderen und zu mir selber sein, ich muss keine Fassade aufbauen.‟

Zeit für sich zu haben und über sich nachdenken zu können wird als ganz wichtig erachtet. „Wenn ich keine Zeit habe und alles nur ganz schnell in einem Zickzackkurs geht, kann ich über mich keine Klarheit gewinnen.‟

Eine andere Freizeitgestaltung als bisher gewohnt ermöglicht, sich in anderen Zusammenhängen zu erfahren, sich und seinen Körper im Sport auf eine neue und angenehme Art und Weise zu erleben, auch etwas auszuprobieren und Erfolgserlebnisse zu haben.

„Draußen bin ich immer in die Drogenschublade gesteckt worden. Ich wurde immer als die mit ihren Drogenproblemen abgekanzelt. Hier gibt es keine derartige Schublade. Hier darf ich sein, wie ich bin.‟

„Ich merke, wie das Leben wieder Spaß macht. Ich möchte einfach normal leben, normal reden und normale Dinge tun.‟

Es kam noch vieles andere, und das innerhalb weniger Minuten: gutes Klima, Wertschätzung, Naturerfahrungen bei den Wanderungen. Hygiene und Sauberkeit, einen Platz haben dürfen, es kümmert sich jemand um mich, es gibt eine bunte Vielfalt, ich habe drei Mahlzeiten am Tag, ich bekomme Anerkennung für das, was ich mache.

Ich habe es mir nicht verkniffen, bei all der Wertschätzung des nüchternen Lebens die Frage in den Raum zu stellen, warum denn zwei Drittel rückfällig werden, wenn alles so gut ist. Darauf habe ich keine Antwort erhalten, die über ein Achselzucken hinausging.

Wir haben da ein Problem ...

Bei einer Tagung erzählt ein Kollege folgende Geschichte: In eine Drogenambulanz, die auch Substitutionsmittel ausgibt, kommt ein Mann mit einer langjährigen Drogenkarriere, der als Patient dort schon bekannt ist. In dieser Ambulanz gibt es wie bei einem Schalter eine Durchreiche, eine lang gediente Schwester hat Dienst. Der Mann zückt ein Messer und hält es ihr unter das Kinn, drückt es ihr in die Haut und verlangt die Herausgabe opiathaltiger Substanzen. Die Schwester, das Messer am Hals, greift zum Telefon, wählt in aller Seelenruhe die Nummer der Polizei und sagt: „Hallo, ist hier der Polizeiposten? Hier ist Schwester XY von der Drogenambulanz. Wir haben hier ein Problem mit einem Polytoxikomanen ..." Während im Hintergrund alle anderen erstarren, legt sie den Hörer auf und tut, wie wenn nichts wäre. Das irritiert den Mann offensichtlich sehr, sodass er sich abwendet und geht. Später sagt die Schwester zu den Anderen: „Mein Gott, das ist halt so. Unsere Patienten sind manchmal etwas schwierig ..."

Ein Baum bekommt Farbe

Irina hat heute ihre Abschiedsfeier. Zum Abschluss einer Therapie gibt es bei uns ein besonderes Ritual. Dazu gehört, dass der Umriss des Kopfes auf eine große Leinwand übertragen wird. In diesen Kopf malt die Patientin oder der Patient etwas hinein, das jetzt zu ihm passt und ihm entspricht. Auf dieses Bild kommen dann im Laufe der Wochen immer mehr Köpfe, bis es voll ist, dann beginnen wir mit dem nächsten Bild. Es hängen nun schon einige in den Gängen. Auf die Rückseite schreiben wir die Namen, damit wir auch noch nach Jahren wissen, welcher Kopf zu wem gehört.

Meistens treffen wir uns am Nachmittag, alle, die im Haus sind, Patientengruppe und Personal. Jeweils drei Personen aus jeder Gruppe geben Rückmeldungen, teilen Wahrnehmungen und Wünsche mit. Dazu gehört auch ein Kalenderblatt aus meinem täglichen Abreißkalender. Oft finden sich für den Entlassungstag Zitate, die sehr gut passen.

Irina war schon öfter stationär und heute früh teilte sie in der Gruppe mit, es müsste mit diesen ständigen Therapien und Rückfällen einmal ein Ende haben. Als ich vor der Abschiedsfeier einem unserer Pfleger das heutige Kalenderblatt gezeigt habe, meinte er, das sei in Anbetracht dessen wirklich böse: „Die unendliche Geschichte" von Michael Ende. Irina war in der Tat etwas erschrocken, als sie von mir eine Kopie dieses Kalenderblattes bekommen hat. Sie wolle aus ihrem Drogenkonsum keine unendliche Geschichte machen. Sie habe erfahren, wie gut das nüchterne Leben sei, und das wolle sie so fortführen, bis sie alt sei. Die Geschichte hat ja auch ein positives Ende, es gelingt der Kampf für die traurige kindliche Kaiserin und gegen das Nichts, den Untergang und den Tod. Drogensucht ist ja auch nichts anderes als ein Kampf gegen den Tod, der manchmal leider mit dem Leben bezahlt wird.

Irina hatte den Tod schon auf ihr Übertrittsbild gemalt. Wir haben dort einen Friedhof mit Grabsteinen und Namen gesehen. Sie stehen für all die Bekannten und Freunde, die Irina durch Drogen verloren hat. Vorne steht ein Kreuz mit der Aufschrift „Staying Alive". „Das bin ich", sagte Irina, „ich will am Leben bleiben." Das Bild ist sehr spärlich gemalt, nur schwarz und weiß, die Bäume im Hintergrund haben keine Farbe, keine Blätter, es sind tote Gerippe, die Atmosphäre ist düster und unheimlich. Heute, drei Monate später, malt sie in ihren Kopf wiederum das Kreuz mit der Aufschrift „Staying Alive", im Hintergrund steht ein einzelner Baum. Dieser hat Farbe bekommen, er wirkt viel kräftiger als die Bäume von früher und es lässt sich erahnen, dass nicht mehr viel fehlt, dass die Äste Knospen bekommen und der Baum vielleicht schon bald die ersten Blätter tragen wird.

In den Rückmeldungen gibt es noch ein anderes Bild: Irina hat bei uns gelernt, sich zu erheben und sogar etwas zu fliegen. Sie wird nun davonfliegen. Wir bedauern es einerseits, denn nach so vielen gemeinsamen Stunden, Tagen und Wochen entsteht viel Gemeinsamkeit und die therapeutische Beziehung bekommt auch eine persönliche Komponente, da sich bei aller Professionalität die Privatheit nicht völlig aussperren lässt. Es überwiegt aber die Freude, wenn jemand die Therapie erfolgreich abschließt, die Qualitäten eines nüchternen Lebens so überzeugend beschreiben kann und zuversichtlich in eine Zukunft geht, auch wenn sie noch so unsicher und ungewiss ist.

Ungewohnte Töne

Über Haschisch und Marihuana bekommen wir üblicherweise ja nur zu hören, wie harmlos das sei. Es seien all die friedlichen und gutmütigen Haschisch-konsumenten ja nur der Willkür und der Verfolgung eines unverständigen und sadistischen Staates und seiner Organe ausgeliefert, die eine Substanz, die in Wirklichkeit gesund sei, völlig zu Unrecht verteufle.

Wie anders klingt das von Robin, der jetzt 19 ist und über zwei Jahre fast täg-lich Marihuana geraucht hat. Er hat die Pflanzen teilweise auch selbst angebaut und betont, nie abhängig gewesen zu sein. Er habe nie Entzugserscheinungen gehabt, auch keine Psychosen. Er habe nicht aus einem Zwang heraus geraucht. Wann immer er geraucht habe, habe er es wollen, ganz aus freiem Willen. Es sei nie so gewesen, dass er am Morgen mit dem Gefühl aufgewacht sei, er brauche jetzt dringend einen Joint.

Er hat dann weitererzählt, durchaus positiv, bis zu einem Punkt, wobei er zwar im selben Redefluss blieb, aber inhaltlich total umschwenkte. Es kam mir vor, als ob er flugs die Schallplatte umdrehen und die andere Seite auflegen würde, auf welcher es dann ganz anders klingt.

„Ich habe aufgehört. Die Droge hat mir nichts mehr gesagt. Ich habe keinen Sinn mehr darin gesehen, Marihuana zu rauchen, weil es mir gar nichts genützt hat. Im Gegenteil, es hat mir immer mehr geschadet. Ich habe realisiert, dass ich im Leben überhaupt nichts erreiche, wenn ich jeden Tag kiffe. Ich hatte überhaupt keine Interessen mehr und habe nichts mehr auf die Reihe gebracht. Ich habe beim Roten Kreuz den Zivildienst gemacht und dort haben sie mich hinausgeschmissen, weil ich immer zu spät gekommen bin. Ich war halt eben chillig drauf. Ich war dann ohne Job, und weil ich wegen der Kifferei auch keinen Hauptschulabschluss habe, habe ich nichts gefunden. Ich habe jede Orientierung verloren, bin depressiv geworden und habe zum Psychiater müs-sen. Ich möchte nie mehr einen Joint rauchen. Mir ist klar, dass es nicht geht, nur ein bisschen zu konsumieren. Man ist dann wieder ganz tief drin im Loch, hängt nur herum und tut nichts. Das war meine Jugend, das möchte ich nicht mehr. Ich habe jetzt die Stärke, neben jemandem zu sitzen, der raucht, und ich kann nun gut darauf verzichten mitzurauchen. Für mich sind diejenigen, die meinen, sie könnten kiffen und gleichzeitig ein erfolgreiches Leben führen, nichts als Trottel.“

Ich weiß nicht, ob jeder versteht, was mit einem „Trottel“ gemeint ist. Wir haben vor einigen Wochen ein Filmprojekt gesehen, es hieß „Four Films One World". In diesem Projekt haben Jugendliche aus Wolfurt und Jugendliche aus Sierra Leone einen Film gemacht, der zeitgleich uraufgeführt wurde. Wir waren mit einer Gruppe von Patientinnen und Patienten dort. Der Vorarlberger Film wird im hiesigen Dialekt gesprochen und es werden englische Untertitel eingefügt. Ein herzhaftes „Du Trottel, du!" im Rahmen eines Dialoges wurde mit einem schlichten „Idiot" übersetzt.

Erfolgsquoten in Zehntelprozent

„Wie hoch ist denn Ihre Erfolgsquote?" Um diese Frage kommt niemand herum, der eine suchttherapeutische Einrichtung leitet. Er kommt auch um die Antwort nicht herum, die manchmal genauso widersinnig ausfallen wird, wie es die Frage auch ist, auch wenn sie noch so einfach und unverfänglich, fast unschuldig klingt. Jede Frage sagt auch über die Person etwas aus, die sie stellt. Nicht immer verbirgt sich hinter einer Frage wie dieser ein ehrliches Interesse. Deshalb ist es für mich sinnvoll geworden, zunächst einmal nachzufragen, was die fragende Person unter einem Erfolg in der Suchttherapie eigentlich versteht. Ist es schon ein Erfolg, wenn eine stationäre Therapie überhaupt abgeschlossen wird, oder ist es schon ein Erfolg, wenn jemand zwar abbricht, aber es ihm zu diesem Zeitpunkt besser gegangen ist als vorher? Ist es nicht überhaupt schon ein riesiger Erfolg, wenn jemand überhaupt in eine Therapie kommt und sich auf einen Behandlungsprozess einlassen möchte, auch wenn es nur ein paar Stunden oder ein paar Tage sind? Ist nicht jeder trockene Tag schon ein Erfolg, ist nicht eine Besserung der Laborwerte und des allgemeinen Gesundheitszustandes als ein großartiges Ergebnis zu betrachten?

So etwas denke ich natürlich nur und stelle meistens ganz trocken die Gegenfrage: „Was verstehen Sie denn unter Erfolg?"

In die meisten Antworten mischen sich dann etwas Nachdenklichkeit und Verunsicherung. Manchmal kommt ein erster Versuch einer Präzisierung wie: „Äh – ich meine, wie viele schaffen es?"

Ich lasse nicht locker: „Schaffen was?"

An dieser Stelle registriere ich manchmal, dass ich einen im Alltagsleben üblicherweise gut verborgenen Zug zu Grausamkeit in mir trage.

„Ja, äh, dass sie aufhören."

„Aufhören?"

„Ja, dass sie halt nichts mehr nehmen, keinen Alkohol und keine Drogen und so."

Jetzt werde ich zurückschlagen, manchmal im Leben muss das erlaubt sein.

„Nichts mehr nehmen! Keine Drogen mehr! Nie mehr, im ganzen Leben nicht! Jugendliche! Ja, meinen Sie allen Ernstes, Sie könnten einen 17- oder 18-Jährigen behandeln, ein paar kurze Wochen, und erwarten dann, es würde auch nur einen geben, der nie mehr auch nur ein Glas Alkohol anrührt, sein Lebtag lang? Zehn Jahre, 20 Jahre, 30 und 40 Jahre – nie mehr auch nur einen Schluck?"

„Nein, nein, äh, Sie haben ja recht, ich habe nur gemeint …"

Wenn die fragende Person dann an dieser Stelle recht kleinlaut und ruhig geworden ist und wenn die anderen Exkursionsteilnehmer sich dann, nachdem sie die fragende Person milde belächelt haben, wieder mir zuwenden, gebe ich das Opfer wieder frei und wir sprechen dann einigermaßen sachlich über Sinn und Unsinn von derartigen Fragestellungen und dass es um wichtigere Dinge geht, z. B. um Lebensqualität und innere Freiheit. Mir hat eine englische Formulierung gut gefallen: „They are doing well." Es geht voran. Es gibt bessere und schlechtere Phasen, es braucht dann und wann wieder eine Behandlung, Hauptsache sie leben und begehen keine schweren Straftaten mehr.

Es gibt also verschiedene Maßstäbe, wie Suchttherapie und ihre Ergebnisse gemessen werden können. Anlässlich eines Kongresses hat zu dieser Thematik ein Facharzt für innere Medizin aus dem Publikum gesagt: „Wir wären froh, wenn wir in der Hochdruckbehandlung auch nur annähernd so gute Ergebnisse hätten, wie dies in der Suchttherapie der Fall ist. In der Tat habe ich noch selten gehört, dass Internisten gefragt werden, wie hoch denn die Erfolgsrate in der Hochdruckbehandlung ist."

Die Messung von Erfolgsquoten ist ein aufwendiges und teures wissenschaftliches Unterfangen. Da ist es mit einem Telefonanruf oder einem anonymen Fragebogen nicht getan. Aus naheliegenden Gründen darf eine derartige Untersuchung auch nicht von der eigenen Einrichtung durchgeführt werden. Ein Kostenvoranschlag einer Forschungseinrichtung hat 2004 für eine Nachuntersuchung der stationären Patientinnen und Patienten eines Jahres einen Betrag von ca. 25.000 Euro ergeben. Das kann sich die Stiftung nicht leisten, auch wenn die Informationen interessant wären. Ein guter Freund von mir, der als niedergelassener Internist arbeitet, hat gesagt, er lese regelmäßig die Tageszeitung, um die Todesanzeigen zu studieren. Das sei alles, was er hinsichtlich Qualitätssicherung unternehme. Was solle er auch machen? Manche Patientinnen oder Patienten kommen ein Mal und dann nie mehr. Wie soll er erfahren, ob die Behandlung, mit der er begonnen hat, etwas gebracht hat?

Ein von mir sehr geschätzter Kollege, der ebenfalls eine Suchtbehandlungseinrichtung leitet, hat bei diesem Kongress berichtet, sie hätten einen anderen Weg eingeschlagen, die Frage nach der Erfolgsquote zu beantworten. Sie hätten sich im Team geeinigt, einfach zu sagen: „Die Erfolgsquote in unserer Einrichtung hat letztes Jahr 52,4 Prozent betragen." Erstens kommt dies entsprechend internationalen Studien zumindest im Bereich von Alkohol- und Medikamentenabhängigkeit ungefähr hin, zweitens sagen dann immer alle Teammitglieder das Gleiche und drittens ist die Frage dann auch vom Tisch. Manchmal sagen sie dann auch noch etwas dazu: „Heuer sind wir bis jetzt bei 52,7 Prozent. Das ist sogar noch ein bisschen besser als letztes Jahr, da lagen wir bei 52,4 Prozent."

Eine ganz normale Krankheit

Psychiatrische Störungen sind in der Welt der Medizin geringer angesehen als andere Krankheiten. Ich kenne einen Internisten, der davon sprach, die innere Medizin sei die Königsdisziplin. Was ist dann die Psychiatrie? Wahrscheinlich die Medizin der einfachen Menschen und nicht der Könige. Und selbst in der Psychiatrie gelten Suchtpatienten wie Alkoholiker oder Drogenabhängige als geringere Patienten im Vergleich mit anderen und werden dann z. B. als Erste entlassen werden, wenn es in einer Abteilung Platzmangel gibt. Ich weiß von einer internistischen Abteilung, in welchen der damalige Primararzt seine Assistenten und Turnusärzte anwies: „Wir brauchen Platz. Bis morgen fliegen alle Depressiven und Alkoholiker hinaus!" Suchtkranke haben zwar eine psychiatrische Diagnose, gelten aber dennoch nicht als „richtige" psychiatrische Patienten und haben einen schlechten Ruf. Zusatzversicherungen steigen aus. Es heißt dort immer noch, es handle sich bei Sucht um eine selbst verschuldete Krankheit. Wer so etwas behauptet, hat keine Ahnung und muss bei einer Weltreise aufpassen, dass er nicht von der Scheibe purzelt, wenn er am Rand ankommt.

Bei übergewichtigen Kettenrauchern mit Bewegungsmangel und ungesunder Ernährung bezahlen aber die Zusatzversicherungen ganz selbstverständlich, wenn es zu einem Schlaganfall oder zu einem Herzinfarkt kommt. Das ist dann offensichtlich nicht selbst verschuldet. Bei Menschen mit depressiven Krankheiten steigen Zusatzversicherungen ein, sobald aber ein Suizidversuch, das schwerste Symptom einer Depression, dazukommt, steigen sie mitunter wieder aus, weil es ja von nun an ein selbst verschuldetes Leiden ist.

Anlässlich einer Exkursion von Studentinnen und Studenten einer Sozialarbeiter-Ausbildung war es mir erneut wichtig, darauf hinzuweisen: Wir sind ein ganz normales Spital mit ganz normalen Patienten mit einer ganz normalen Krankheit. Wir sind ganz normale Ärzte und ganz normale Therapeuten und wir wollen, dass unsere Patientinnen und Patienten ganz normal behandelt werden, wie alle anderen auch.

Alkoholpolitik und Komasaufen, Väter und Kabarettisten

Mäßigungsbewegungen gibt es seit Beginn der Kolonialzeit. Sie wurden erst notwendig, als es Regionen gab, in welchen große Teile der Bevölkerung begannen, exzessiv Alkohol zu trinken. Globalisierung im 16. und 17 Jahrhundert hieß, dass Rohstoffe und Getreide aus den Überseeländern billig importiert werden konnten, vor allem in England. Der daraus folgende Preisverfall ruinierte die örtliche Landwirtschaft, sodass die Regierungen sich veranlasst fühlten, stützend und Absatz fördernd zu intervenieren. In England bedeutete dies beispielsweise, die Destillation und den billigen Verkauf von Spirituosen zu fördern, um den Getreidemarkt zu stabilisieren. Ökonomen sprechen in diesem Zusammenhang von Konsumreizen. Die Formel lautete: Die Leute sollen mehr Getreideschnaps trinken, dann schlagen wir zwei Fliegen mit einer Klappe – der Getreideabsatz steigt wieder und damit auch die Steuern. Dass daraus eine schwere Trinkepidemie erfolgen und Alkoholismus zu Massenverelendung führen würde, haben die damaligen Regierungsverantwortlichen wohl nicht vorausgesehen. Bilder wie die „Gin Lane" mit der schwer betrunkenen Frau, deren Kind in die Tiefe stürzt, gingen um die Welt. Auch heutige Regierungen unterstützen die Alkohol produzierende Wirtschaft, verhindern einschränkende Maßnahmen wie etwa die längst fälligen 0,00 Promille im Straßenverkehr und verdienen gut am Tourismus und der Sektsteuer.

Die wirtschaftlichen Verschränkungen der Produktion von Suchtmitteln, des Konsums und der staatlichen Steuerpolitik sind also wohlbekannt, gehören aber nicht zu den Lieblingsthemen der Menschen, die politische Verantwortung tragen. Dass die Produktion von Sucht ein gesellschaftspolitisches Phänomen ist, das vielleicht gewünscht, im besten Fall stillschweigend hingenommen wird, steht außer Zweifel. Daraus ergibt sich auch eine Verantwortung für die Hauptleidtragenden, nämlich die Süchtigen selbst, die ein Spiegelbild dieser Prozesse sind. Das sieht niemand gerne und das ist nach meiner Überzeugung einer der wesentlichsten Gründe, weshalb Suchtthemen gerne tabuisiert und Süchtige ausgegrenzt werden. Der Sandler vor dem Fenster stört die Party. So lasst uns entweder die Fenster schließen oder lasst den Sandler verschwinden.

Mäßigungsbewegungen hatten häufig einen kirchlichen Hintergrund. Es wurde gegen den „Suff-Teufel" polemisiert und es wurden Vereine und andere Organisationen gegründet, die die Menschen vor den Alkoholfluten schützen sollten. In Städten wie München gab es zu Beginn des 20. Jahrhunderts alkoholfreie Lokale, die offensichtlich recht gut gingen. So etwas erscheint heutzutage unvorstellbar.

Vielmehr sind derzeit Maßnahmen mit dem Ziel, einen mäßigen Konsum zu erreichen, professionellen Organisationen übertragen. Für derartige Kampagnen gibt es momentan finanzielle Mittel, da Medienberichte über 13- und 14-Jährige, die sich bewusstlos getrunken haben und sich vermehrt auf Intensivstationen unserer Krankenhäuser finden, die Bevölkerung aufgerüttelt haben. Es besteht offensichtlich ein Handlungsbedarf. Jugendliche sollen lernen, maßvoll zu trinken und mit Alkohol und anderen Substanzen verantwortlich umzugehen. Dazu gibt es breit angelegte Kampagnen, in die auch der Handel und die Gastronomie einbezogen werden. Immerhin hat es gebracht, dass es an den Kassen der Supermärkte verstärkt Ausweiskontrollen gibt, um Alkohol nicht an Minderjährige zu verkaufen. So müssen die Jugendlichen nun verstärkt ihre älteren Geschwister oder Schulkameraden bestechen, damit diese ihnen den Alkohol besorgen. Weiters wurde auch ein Jugenddrink kreiert, wonach in einem Lokal ein mit Mineralwasser aufgespritzter Mangosaft billiger sein soll als das billigste alkoholische Getränk. Dafür scheint es viele Stunden von Sitzungen und Gesprächen gebraucht zu haben, mit Landes- und Lokalpolitikern, Getränkeherstellern oder Gastwirten, die in einer Güterabwägung zwischen Gesundheit der Kunden und eigenem Profit ihre eigenen Vorstellungen zu haben scheinen. Ein Kollege, der an einzelnen dieser Verhandlungen teilgenommen hätte, hat gemeint, dass er noch selten etwas derart Unsägliches und Beschämendes erlebt hatte wie den Gesprächsstil der Vertreter der unterschiedlichen Interessensgruppen. Immerhin ließ sich mit der Kampagne für diesen Jugenddrink, der nach einem früheren amerikanischen Präsidenten benannt ist, ein Staatspreis für Werbung gewinnen. Leider wurde dieser Präsident erschossen.

Das „Komasaufen" stand dann auch am Beginn eines Kabaretts anlässlich der Abschlussveranstaltung einer Kampagne, die sich zum Ziel gesetzt hat, einen maßvollen Umgang mit Alkohol zu bewerben. Von meinem Sohn weiß ich, dass es sich bei dem Kabarettisten um einen sogenannten Stand-up-Comedian handelt, also in diesem Fall um einen Mann, der mit einem Headset ausgestattet auf der Bühne steht und sich bemüht, das Publikum zu unterhalten. Ungeachtet dessen, was inhaltlich mitgeteilt wird, halte ich dieses Unterfangen an sich schon für äußerst mutig und bewundere jeden, der so etwas macht. Dafür gibt es auch ein Publikum. In Berlin hat es der Star dieser Szene unlängst geschafft, über 70.000 Personen in ein Stadion zu locken, wo nichts geboten wurde als er selbst und seine Witze.

Die zentrale Botschaft des Kabarettisten unserer Abschlussveranstaltung bestand darin, dass sich die Erwachsenen nicht wundern müssten, wenn Kinder wie Erwachsene saufen würden, wenn sie nicht wie Kinder, sondern wie junge Erwachsene behandelt würden. Der kollektiven Schelte von Gesellschaft, Wirtschaft, Schule und Familie war nicht viel entgegenzusetzen. Es bekam ja auch keiner eine Chance, etwas zu erwidern. Da ich selbst Vater zweier Söhne bin, gehe ich natürlich sehr schnell in mich, wenn ich von der Bühne herab gescholten werde, und muss jetzt eingestehen, Teil eines versagenden oder sadistischen Systems zu sein, in welchem Kindern und Jugendlichen gar nichts anderes übrig bleibt, als mit zwölf zu trinken zu beginnen, mit 14 die erste Alkoholvergiftung zu haben und mit 16 Alkoholiker zu sein. Das heißt aber nicht, dass ich mich nicht redlich bemüht hätte, genau das zu tun, was der Mann auf der Bühne von einem guten Vater auch eingefordert hat. Aber alles habe ich nicht geschafft, das muss ich leider zugeben. Denn ich habe es unterlassen, mit meinen Söhnen eine Baumhütte zu bauen. Zu meiner Rechtfertigung möchte ich dazu aber anführen, dass dies auf unserer Dachterrasse auch gar nicht gegangen wäre und meine Söhne sich seit früher Kindheit weigern, mit mir in den Wald zu gehen. Sie gehen auch ohne mich nicht in den Wald, obwohl wir am Waldrand wohnen, weder alleine noch mit Freunden. Dabei sind wir extra aufs Land gezogen, damit unsere Kinder eine unmittelbare Nähe zur Natur haben sollten. Dazu kommt, dass ich handwerklich sehr ungeschickt bin. Ich habe als Kind nie eine Baumhütte gebaut. Ich kann nicht einmal ein Vogelhäuschen bauen.

Ein Fachbuch zur Suchtvorbeugung heißt: „Warum Huckleberry Finn nicht süchtig wurde". Die Nähe zur Natur und ihren Abläufen ist sicher einer der Gründe. Es war mir ein ehrliches Anliegen, mit meinen Söhnen in den Wald zu gehen, den Lauf des Baches zu erforschen und Staudämme zu bauen, was ich im Gegensatz zum Errichten von Baumhütten sehr gut beherrsche. Während mein gutmütiger und nachgiebiger älterer Sohn dem Vater zuliebe, aber durchaus unter Protest, ein paarmal mitgegangen ist, habe ich es bei meinem ebenfalls gutmütigen, aber weniger nachgiebigen jüngeren Sohn sehr schnell aufgegeben. So war er, in den 13 Jahren, die wir jetzt am Waldrand wohnen, bislang vielleicht dreimal dort, von mehr weiß ich jedenfalls nicht.

Wer sich also ein derartiges Kabarettprogramm mit der Botschaft „Kinder werden Komatrinker, weil niemand mit ihnen Baumhütten baut" ausdenkt, hat entweder keine halbwüchsigen Kinder der Computer- und Internetgeneration oder seine Kinder sind bei Waldbauern groß geworden.

Jedenfalls war der Kabarettist noch der Ansicht, dass es für Kinder wichtiger sei, im Sandkasten einen „Hundegagel" durch die Finger zu drücken, als ins Ballett zu gehen. Am Ende der Volksschule würde man entweder lauter Einser haben und ins Gymnasium kommen oder zum Psychiater müssen. Bei den Lehrern und Lehrplänen hätte Schulabbruch etwas mit Selbstschutz zu tun. Würden Eltern, wenn ihr Kind mit einer Alkoholvergiftung auf der Intensivstation liegt, sagen, sie hätten es immer gut mit ihm gemeint, sei es in Wirklichkeit so, dass es diese Eltern nur gut mit sich selbst gemeint hätten und diese Kinder als Vorzeigeobjekte missbraucht hätten.

Die Harntest-Verwirrung

Eine unserer wichtigsten gemeinsamen Aufgaben, vielleicht sogar die allerwichtigste, ist die, dafür zu sorgen, dass unsere Therapieeinrichtung ein drogenfreier Raum ist und bleibt. Dafür kämpfen wir und dafür sind wir auch bereit, einen hohen Einsatz zu bezahlen. Denn oft ernten wir Wut und Aggression, wenn die ganze Station auf Alkohol und Drogen durchgetestet wird. Wir machen Zimmerkontrollen oder durchsuchen das Gepäck, wenn jemand im Ausgang war. Wir sind uns aber auch unserer Grenzen bewusst. Wir wollen nicht Räuber und Gendarm spielen, wir sind keine Detektive und halten nichts von totaler Überwachung. Unsere Therapiestation ist kein Big-Brother-Haus. Es gibt bei uns keine Spiegel in den Kloschüsseln der Damentoiletten, um bei Harnkontrollen zu sehen ob nicht in einem abgebundenen Kondom ein Falschharn in der Scheide mitgebracht wurde. Es könnte auch Apfelsaft sein oder gefärbtes Wasser. Es gibt keine Videokameras, sodass gerade an den Wochenenden oder in der Nacht, wenn eine Pflegeperson allein fürs ganze Haus zuständig ist, alles Mögliche passieren kann. Es gab Drogenkuriere, die von außen gekommen sind, es gab versteckte Handys, mit welchen gedealt wurde oder Depots rund ums Haus, in welchen Tabletten oder Drogen gebunkert wurden. Dies ist eine Realität in der stationären Drogentherapie. Zum Glück kommt es nicht allzu oft vor und zum Glück werden auch die Nachbarn und Dorfbewohner nicht in Mitleidenschaft gezogen. Der Bürgermeister hat uns jedenfalls bestätigt, dass es in letzter Zeit keine Klagen gegeben hatte.

Irmi und Carola sind seit drei Wochen bei uns. Sie haben sich schnell angefreundet und es hat ein Gerücht gegeben, sie würden ihre verordneten Psychopharmaka austauschen. Sie bekommen ihre Medikamente jetzt zermörsert. Zugegeben haben sie nichts, wir können nur auf Verdacht agieren und auf äußerst unsicherem Grund.

Die Harnkontrollen sind ein Screening mit Streifentests. Sie sind qualitativ, d. h. sie zeigen nur an, ob der Harn negativ ist oder positiv. Positiv heißt in unserem Fall, dass eine Substanz nachgewiesen werden kann, das heißt, die Konzentration der Substanz liegt oberhalb eines Cut-off-Points, der von der Herstellerfirma so definiert wurde. Leider sind diese Streifentests nicht immer verlässlich, sodass wir gelegentlich Harnbefunde ins Labor des Landeskrankenhauses schicken müssen, wo andere Methoden zur Verfügung stehen und wo auch quantitative Untersuchungen vorgenommen werden können. Es ist der Test dann nicht positiv oder negativ, sondern es wird ein Zahlenwert bestimmt, der durchaus auch unter dem Cut-off-Point eines Streifentests liegen kann. Angenommen, der Cut-off-Point der Substanz X liegt bei 50 und in einer Urinprobe liegt die Konzentration bei 40, so wäre der Streifentest negativ, im Labor würde aber doch festzustellen sein, dass die Substanz X konsumiert wurde. Die Nachteile der Laboruntersuchungen liegen aber in den deutlich höheren Kosten und es braucht seine Zeit, bis das Ergebnis vorliegt.

Folgende Konstellation hat uns ziemlich ratlos gemacht und uns wieder einmal aufgezeigt, dass Tests oft unverlässlich sind, Sicherheit durch Kontrollen ist nur eine vermeintliche Sicherheit und es ist allen klar, wie dünn das Eis ist, auf dem wir arbeiten.

Labortests werden bei uns routinemäßig durchgeführt. Alkomat- und Harnuntersuchungen erfolgen nach jedem Ausgang, aber auch unter der Woche. Wer gerade dran ist, wird nach einem Zufallsprinzip entschieden. Gestern sind Irmi und Carola drangekommen. Die diensthabende Schwester, die den Harntest durchgeführt hat, teilte um 14 Uhr nachmittags mit, dass von beiden die Urinprobe positiv auf Benzodiazepine sei, also ein Schlaf- und Beruhigungsmittel, welches zu den bei uns nicht erlaubten psychotropen Substanzen gehört.

Es läuft gerade die Selbsterfahrungsgruppe. Sollen sie von dort herausgeholt werden?

„Ja", sage ich, „wir müssen wissen, was los ist, und wir können nicht tolerieren, dass zwei Patientinnen möglicherweise mit Medikamentenvergiftung in der Gruppe sitzen."

Als sie geholt werden, blicken sie sich an. Die Gruppenleiterin sagt später, es sei ein wissender Blick gewesen, wie wenn sie genau wüssten, was jetzt auf sie zukommt.

Von nun an wurde es immer undurchsichtiger und ich kann vorwegnehmen, dass wir nie herausgefunden haben, ob sie jetzt wirklich konsumiert haben oder nicht. Jedenfalls haben sie ohne rot zu werden standhaft bestritten, irgendetwas genommen zu haben.

Sie sei doch nicht blöde, meint Carola, sie wisse doch, dass Benzodiazepine über Wochen nachweisbar seien. Sie sei bis heute immer negativ gewesen und es sei ihr klar, dass sie es nicht verheimlichen könne, wenn sie „Benzos" schlucke.

Irmi sieht das ähnlich. Es sei in der psychosomatischen Klinik, in welcher sie vorher behandelt wurde, ebenso gewesen. Ohne ersichtlichen Grund sei der Harn auf Benzodiazepine plötzlich positiv geworden, und das über mehrere Wochen.

Wie sie sich das erklären könne?

Das wisse sie auch nicht. Es sei halt so gewesen.

„Aber ich bin die gewesen, die es euch gesagt hat, als der aus dem Krankenzimmer uns die Blauen angeboten hat." Die Blauen, das sind die schon erwähnten „Somnis", ein Tranquilizer, der auch den Beinamen „die Langsamen" hat, weil der dämpfende Effekt sehr stark ist.

„Wenn ich auf Tranquilizer scharf wäre, hätte ich doch die Blauen genommen und euch nichts gesagt."

Das ist nachvollziehbar.

Was sollen wir jetzt also tun? Wir haben im Team eine Übereinkunft darüber, dass bei Verdacht auf Suchtmittelkonsum die betroffenen Patientinnen oder Patienten ins Krankenzimmer verlegt werden, bis wir mehr wissen und mehr Klarheit darüber haben, was wirklich geschehen ist.

„Wir gehen aber nicht ins Krankenzimmer", kam es von beiden. „Wir haben nichts genommen, das wissen wir, deshalb sehen wir auch nicht ein, weshalb wir ins Krankenzimmer sollen."

Das ist die neue Ausgangslage: Harn positiv, aber nichts genommen.

Das Krankenzimmer bringt eine Situation mit sich, die einer Quarantäne ähnelt. Im Krankenzimmer zu sein bedeutet, von der Gruppe isoliert zu sein, Kontakte sind untersagt, können allerdings nicht verhindert werden. Es gibt einen Raucherbalkon und von dort aus gibt es die Möglichkeit, mit Leuten, die im Hof sind, Kontakt zu haben.

„Wenn ich ins Krankenzimmer muss, gehe ich nach Hause", protestier Irmi.

Das ist eine besonders unangenehme Situation. Die Vorstellung, dass jemand aufgrund eines falschen Harnbefundes die Therapie abbricht und in seiner Wut vielleicht rückfällig wird, macht beklommen. Andererseits: Wenn jemand diese Situation nicht versteht und nicht bereit ist, zusammenzuarbeiten und geduldig zu sein, bis die Situation geklärt ist, kann es mit der Therapiemotivation nicht weit her sein. Es ist ja nicht unsere Schuld, wenn die Labortests nicht immer verlässlich sind. Oder er hat ein schlechtes Gewissen und geht, bevor er gegangen wird. Nach einer Reihe von Erklärungen haben sich die beiden schließlich gefügt. Inzwischen waren die beiden Urinproben schon unterwegs ins Labor. Der telefonische Rückruf erbrachte ein denkbar unbefriedigendes Ergebnis. Der Befund von Irmi war negativ und der von Carola war positiv.

Neue Ausgangslage: Irmi bei uns positiv, im Labor negativ, Carola zweimal positiv. Beide beharren: Wir haben nichts genommen.

Was tun?

Nach unseren Regeln wurde Irmi am Abend wieder aus dem Krankenzimmer auf die Station verlegt, da wir den Laborbefund stärker bewerten als den Teststreifen. Folgerichtig müsste jetzt aber bei Carola davon ausgegangen werden, dass sie wirklich etwas konsumiert hat: Der Teststreifen war positiv und die Kontrolle im Labor ebenfalls.

Dies ist der Zeitpunkt, an welchem in ähnlichen Fällen die meisten dann auch zugeben, wirklich etwas genommen zu haben. Manche Verteidigungslinien brechen dann zusammen, weil Abstreiten unter der Macht der Beweise nichts mehr nützt. Carola blieb aber dabei: Sie hätte nichts genommen und sie wolle die Therapie weitermachen.

Sollten wir sie jetzt wirklich entlassen? Aufgrund der Hausordnung müssten wir es tun, weil davon ausgegangen werden musste, dass sie im Haus konsumiert hat. Bei Carola wussten wir, dass sie im Falle einer Entlassung sehr gefährdet war. Carola tendiert zu einem sehr harten Drogengebrauch mit allen möglichen Substanzen. Zudem ist sie minderjährig und neigt dazu, zur Geldbeschaffung mit Männern Beziehungen einzugehen, in welchen sie sich sexuell missbrauchen lässt.

„Wir haben nichts genommen!", trommelten die beiden unentwegt.

Ein inneres Ringen und die Suche nach einem Ausweg ohne Entlassung, der es uns ermöglichen würde, gegenüber den anderen Teammitgliedern den Kopf aufrecht zu halten und nicht sozusagen aus Mitleid umgekippt zu sein, ergab sich im Wissen um Kreuzreaktionen. Damit ist gemeint, dass manche Harntests positiv anzeigen, wenn eine andere Substanz im Spiel ist, die ebenfalls bewirkt, dass ein Test positiv anzeigt. Dies ließ sich nur dadurch lösen, dass wir dem Labor den Auftrag gegeben haben, genau zu untersuchen, welche Substanzen, vor allem auch welche Benzodiazepine, in welcher Konzentration im Harn sind. Wenn derart detaillierte Untersuchungen erfolgen müssen, wird es sehr aufwendig und teuer. Es braucht auch mehrere Tage, bis ein komplettes Ergebnis vorliegt. Wir haben Carola gebeten, über Nacht im Krankenzimmer zu bleiben. Sie hat es akzeptiert. Wir haben uns vorgenommen, bis zum nächsten Tag Klarheit zu schaffen und zu entscheiden, ob sie bleiben kann oder entlassen werden muss. Wir können jemanden nicht auf Verdacht tagelang im Krankenzimmer absondern, bloß weil die Laboruntersuchungen so lange dauern.

Am nächsten Morgen haben wir bei Carola und Irmi erneute Harnkontrollen durchgeführt. Was würden sie uns bescheren? Beide Harne waren negativ. Im Labor wiederum war Irmis Harn grenzwertig und Carolas Harn war ebenfalls negativ.

Neue Ausgangslage: Irmis Harn bei uns positiv, im Labor negativ, die Kontrolle am nächsten Tag bei uns negativ, im Labor grenzwertig. Bei Carola war der erste Harn bei uns und im Labor positiv, am nächsten Tag war der Harn bei uns negativ und im Labor auch.

Natürlich waren die Harne unterschiedlich konzentriert, natürlich kann alles mögliche andere auch noch eine Rolle gespielt haben. Manche Benzodiazepine haben eine sehr lange Halbwertszeit und sind noch über Wochen nachweisbar, auch wenn nichts konsumiert wurde. Gerade bei Betroffenen mit Essstörungen und geringen Fettdepots ist die Verteilung besonders wenig vorhersehbar.

Um dem Ganzen noch eines aufzusetzen, teilte ein Mitarbeiter des Labors mit, dass bei Carolas positivem Harn ein bestimmtes Benzodiazepin nachgewiesen wurde. Am nächsten Tag hatte der Harn, der aufgrund des Nachweises bestimmter Psychopharmaka entsprechend ihrer Medikation mit Sicherheit auch von ihr stammte, bei diesem Benzodiazepin eine derart niedrige Konzentration, dass sich daraus eine Differenz ergab, die man sich laborchemisch gar nicht erklären könne. Es sei eigentlich unmöglich. Dass sich in Carolas Harn dann auch noch Spuren eines Antidepressivums befinden, welches Irmi verordnet wurde, ließ mich leise resignieren.

Irmi und Carola bleiben dabei: Sie hätten im Lukasfeld keine Benzodiazepine konsumiert. Als ich diese Zeilen schreibe, sind beide immer noch stationär.

Glückliche Mütter

An einem regnerischen Novemberabend bin ich für einen Vortrag und eine Podiumsdiskussion zum Thema „Sucht und Psychose" eingeladen. Mein Vortrag hat den Titel „Crazy in a Crazy World". Die mittelmäßig besuchte Veranstaltung findet in einer Stadt statt, die schon im „Bundesbahn Blues", einem der Lieder des unvergleichlichen Kabarettisten Helmut Qualtinger, besungen wurde und gemeinhin als Hort der Langeweile gilt.

Es hat mich überrascht, schon im Foyer einer Frau zu begegnen, die ich als Mutter eines ehemaligen Patienten kenne und die in einer ganz anderen Ecke unseres Bundeslandes wohnt. Er war fast ein halbes Jahr an unserer Therapieeinrichtung stationär und lebte dann noch eineinhalb Jahre in unserer Wohngemeinschaft. Seine Mutter hat bei dieser Veranstaltung viel von ihm erzählt, von seinem „orientalischen Vater" aus Nordafrika und davon, wie sie und ihr Sohn miteinander gelebt hätten. Sie selbst hatte früher allergrößte Probleme gehabt, vielleicht auch eine Psychose, ihr Sohn glücklicherweise nicht. Sie hätten beide den Schwierigkeiten getrotzt. Durch sein „orientalisches Temperament" habe der Sohn oft einen Überschwang an Gefühlen gehabt und sei damit im Kindergarten und in der Schule oft sehr angeeckt. In der Tat hat er das Selbstbild eines „schwarzen Mannes" entwickelt, der von anderen verachtet und ausgegrenzt wird, hat sich aber auch eine Macho-Männlichkeit angeeignet, die vor allem von unserem weiblichen Pflegepersonal als gelinde gesagt anstrengend beschrieben wurde. Er hat aber seine schwere Drogenproblematik auf bewundernswerte Art und Weise in den Griff bekommen. Er hat etwas geschafft, was ihm kaum jemand von uns zugetraut hätte: Er hat eine Lehrstelle gefunden und die schwierigen ersten Jahre als Maschineninstandsetzer ohne Murren und Knurren absolviert. Er hatte weder in der stationären Zeit noch in der Wohngemeinschaft einen Rückfall und das Strahlen der Mutter entschädigt für viele Mühen und Plagen des drogentherapeutischen Alltags. Die Mutter war über 40 Kilometer angereist, um in diesem Rahmen mitzuteilen, wie erfolgreich die Behandlung ihres Sohnes gewesen sei, und sie überschüttete mich und unsere Einrichtung auf eine Art und Weise mit Komplimenten, dass ich mich etwas beschämt und peinlich berührt gefühlt habe.

Auf dem Podium war eine weitere Mutter, die als Vertreterin einer Angehörigenvereinigung von Menschen mit psychischen Krankheiten eingeladen worden war. Sie berichtete, ihr Sohn sei schon zehnmal stationär im psychiatrischen Landeskrankenhaus gewesen. Dort habe ich selbst ihn auch kennengelernt, massiv psychotisch mit zerfahrenem Denken, Halluzinationen und Wahnideen. Er hatte seine Lehre abgebrochen und die verschiedensten Substanzen konsumiert, um seine Ängste und Blockierungen loszuwerden, die allerdings das Gehirn nur noch mehr schädigten und die Psychose verschlechterten. Schließlich hat er eine Drogentherapie begonnen, er war kurz bei uns zur Entgiftung, anschließend machte er die Behandlung bei unserer „älteren Schwester", einer Langzeiteinrichtung unserer Stiftung in der Bezirkshauptstadt. Seine Mutter erzählte dies vom Podium aus in sehr bewegten Worten. Ihr Sohn konnte sich in der Therapie und danach gut stabilisieren. Er kann nun wieder einige Stunden in der Woche arbeiten, als Koch in einer Behinderteneinrichtung, er hat bessere und schlechtere Tage, bessere Tage kommen immer öfter, und neuerdings hat er es sogar wieder geschafft, den Führerschein zu bekommen.

Zu diesem Zeitpunkt begann die Veranstaltung eine Eigendynamik zu bekommen, die von der Moderatorin nur schwer beherrscht werden konnte. Die beiden Frauen, die beide über Jahre so viel mitgemacht hatten, waren beide ganz begeistert von ihren Söhnen und ganz glücklich, in einem öffentlichen Rahmen darüber sprechen zu können. Ihr gemeinsames Credo war überwältigend: „Eine Mutter muss für ihren Sohn immer da sein, gerade wenn es ihm schlecht geht, immer und jederzeit und ohne Wenn und Aber! Dafür ist eine Mutter ja da."

Die Moderatorin wandte sich dann an einen Familientherapeuten, der ebenfalls auf dem Podium saß, und fragte ihn, ob er das denn auch so sehe.

Eine heikle Situation, da wir aus der Drogenarbeit wissen, dass ständige und jederzeit abrufbare finanzielle und materielle Fürsorge zu den mächtigsten Gegenspielern einer Entwicklung zu Selbstständigkeit und Abstinenzmotivation gehören. Unaufgelöste Mutter-Sohn-Symbiosen können sehr starr und rigide sein, jahrzehntelangen Bestand haben und führen meistens zu einem psychosozialen Desaster, wenn die Mütter alt und pflegebedürftig werden oder sterben.

Der Kollege war bei der Stimmung im Saal in einer wirklich sehr verzwickten Situation, die er gekonnt dadurch löste, dass er beiden Seiten recht gab, sowohl der grenzenlos akzeptierenden Mutter als auch sich selbst, dem auf stimmige Distanz bedachten professionellen Therapeuten. „Natürlich ist es gut, wenn eine Mutter immer für ihre Kinder da ist", das sagte er recht laut. Signifikant leiser ergänzte er aber noch: „Aber es muss auch Grenzen geben."

Somit war gesagt, was gesagt werden musste. Die Moderatorin wandte sich erneut ihrer Nachbarin auf dem Podium zu: „Ich habe gehört, Sie planen einen Urlaub mit Ihrem Sohn?"

„Ja, das stimmt. Früher ist er dreimal alleine nach Indien gefahren und von dort immer psychotisch und krank zurückgekommen. Jetzt habe ich ihm versprochen: Wenn du clean bleibst und deine Therapien und alles machst, fahre ich einmal mit dir in den Urlaub. Er ist auch wirklich ganz brav geblieben, nach der stationären Therapie ist er in eine Wohngemeinschaft gegangen, dort hat es ihm aber nicht so gepasst. Seit drei Monaten wohnt er endlich wieder zu Hause bei mir."

„Wo fahren Sie denn hin?"

„Nach Fuerteventura. Eine Woche. In 14 Tagen geht es los."

Mich hat diese Szene sehr gerührt. Mein analytisch geschulter Verstand hat sich immer weiter zurückgezogen, denn es war klar, dass dem Gefühl dieses Augenblicks nichts entgegenzusetzen war.

Die Moderatorin wandte sich dann wieder der Dame aus dem Publikum zu. Sie hatte schon vor einer Viertelstunde angemeldet, dass sie gerne das Schlusswort haben würde. Sie, die so weit gefahren war, um hierherzukommen, wollte nochmals unsere Einrichtungen loben, vor allem aber auch ihren Sohn, auf den sie jetzt so stolz sein durfte, und sie wollte ihre Botschaft nochmals unter die Leute bringen, wie auf einem Transparent bei einer Demonstration: „Eine gute Mutter ist immer da für ihren Sohn! Sie darf ihn niemals vor die Türe setzen, und wenn er von selber geht, muss die Türe immer offen bleiben. Für ihren Sohn da zu sein ist die wichtigste Aufgabe im Leben einer Mutter."

In mir entstand die Erinnerung an die Einzelgespräche eines unserer Patienten mit Migrationshintergrund. „Einer unserer Migranten hat mir einmal gesagt", flüsterte ich meiner Nachbarin zu, einer Sozialarbeiterin der Organisation, die diesen Abend organisiert hatte, „der Weg ins Paradies führt über die linke Schulter der Mutter."

„Ja", antwortete sie nüchtern und knapp. „Aber das gilt nicht für Mädchen."

Waldorfpädagogik und Lichtking-Katastrophe

Wenn jemand den Begriff des elterlichen Co-Verhaltens, also der Komplizenschaft bei Suchtentwicklung, untersuchen möchte, dann ist er bei mir und dem Umgang mit meinen Computer spielenden Söhnen an einer guten Adresse. Prohibition ist meine Sache nicht, da es in der Kulturgeschichte der Suchtmittel keine leuchtenden Beispiele dafür gibt, dass sich strenge und repressive Verbote bewährt hätten. Dass alles zu erlauben, für jeden und jederzeit, auch nicht der Weisheit letzter Schluss sein kann, ist mir ebenfalls klar. Damit sind die beiden gegensätzlichen Positionen bezogen und wie üblich muss jeder von uns herausfinden, wo sich der mittlere Bereich findet, der für ihn und seine Umgebung stimmig ist. Für alle Positionen lassen sich wortstarke und argumentativ überzeugende Vertreter finden, die vor allem eines gemeinsam haben: Die Positionen lassen sich nicht verbinden. Ich bin gegenüber den modernen Medien durchaus aufgeschlossen und habe früher mit Leidenschaft einige dieser Spiele gespielt, die heutzutage als „Retro-Klassiker" durchaus noch eine Beliebtheit haben und in manchen Konsolen als Bonusspiele frei gespielt werden können. Manchmal frage ich mich, ob meine Frau und ich, ohne es zu wissen, die hohe Computerspiel-Affinität unseres älteren Sohnes dadurch mit geprägt haben. Als sie schwanger war, gehörte zu den ersten Außengeräuschen, die unser älterer Sohn im Mutterleib hörte, auch die minimalistische, monophone Musik von

„Super Mario I", Version 1988, welches meine Frau und ich manchmal stundenlang und mit großer Leidenschaft spielten, oft auch abwechselnd. Nicht ohne Stolz sagen wir heute noch, dass wir es zweimal „durchgezockt" haben, wie es im heutigen Jargon heißt. Meine Frau war ein bisschen besser als ich. Sie war es, die es geschafft hat, zum Endgegner namens Bowser vorzudringen. Besiegt haben wir ihn dann gemeinsam. Der Trick bestand darin, genau den Zeitpunkt zu finden, in welchem er etwas in die Höhe sprang und eine Lücke im Bombardement mit Feuerkugeln entstand, die es ermöglichte, unter ihm durchzurennen und in seine Höhle einzudringen. Das war ein ganz großartiger Moment für uns beide und wir waren etwas enttäuscht, dass es nicht Konfetti von der Decke regnete, ein Symphonieorchester eine Hymne spielte und wir einen großen goldenen Pokal überreicht bekamen. Stattdessen wurde uns angeboten, eine erneute Runde zu spielen, mit ungleich schwierigeren Gegnern.

Unser älterer Sohn hat eine Identität als „Gamer" entwickelt und hätte keine Probleme, öffentlich aufzutreten und zu sagen: „Ja, ich bin computerspielsüchtig, und das ist auch gut so." Dafür raucht er nicht, trinkt keinen Alkohol und von illegalen Drogen wissen wir ebenfalls nichts. Da ich durch meinen Beruf nur allzu gut weiß, wie reale Alkohol- und Drogenkarrieren enden können, bin ich mit der Situation, so wie sie jetzt ist, ganz zufrieden. Er könnte ja ohne Weiteres schon seit vier Jahren heroinabhängig sein. Derzeit sind drei Jugendliche aus der 7000-Seelen-Gemeinde, in welcher ich wohne, die in dieselbe Hauptschule wie mein Sohn gegangen sind, in unserer Einrichtung stationär, also ein Viertel unserer aktuellen Belegung. Ein Vierter würde auch noch dazugehören, seine Mutter und er sind aber vor drei Jahren in eine Nachbargemeinde gezogen. So vertrete ich die These des „kleineren Übels" und respektiere die Spielwünsche und Bedürfnisse meines Sohnes. Er macht seine anderen Dinge sehr gut und ich bin ganz zufrieden damit, wie es ist.

Eine schwere Attacke von Co-Verhalten ist es natürlich, wenn ein Vater (ich) seinen 14-jährigen jüngeren Sohn um 23 Uhr in die Landeshauptstadt chauffiert, ihn kurz vor Mitternacht dort einer Gruppe von Jugendlichen und jungen Erwachsenen überlässt, die auf Mitternacht warten. Sie stehen vor einem Videospiel-Laden, der um 0.00 Uhr öffnen wird, um die neueste Erweiterung des onlinebasierten Rollenspiels „World of Warcraft" namens „Wrath of the Lichking" zu erwerben. Er traf dort auch Bekannte wie den erwachsenen Bruder eines seiner Freunde, mit welchem ausgemacht war, dass er ihn mit dem Auto wieder nach Hause bringen würde. Gleichzeitig hatte er ausgemacht, sich um 0.45 Uhr mit der virtuellen Gilde zu treffen und sich so schnell wie möglich auf 80 hochzuleveln, nach Möglichkeit noch schneller als die anderen Gilden. Cola und Knabbersachen waren schon vorbereitet, es sollte die ganze Nacht durchgezockt werden. Dass der nächste Tag ein Schultag war, war für ihn von untergeordneter Bedeutung. Für mich nicht, aber was sollte ich machen?

Co-Verhalten findet laut Lehrbüchern zum Beispiel statt, wenn die Ehegattin des Alkoholikers, der das Wochenende durchgetrunken hat, am Montag beim Dienstgeber anruft, um dort mitzuteilen, dass der Gatte, der gerade seinen Rausch ausschläft, nicht kommen könne, weil er eine Bauchgrippe habe. Ähnliches ist in dieser Nacht wohl in vielen Teilen der Welt geschehen, nicht nur bei uns, da es Millionen von schulpflichtigen oder berufstätigen Fans dieses Spiels gibt, die dem Erscheinungsdatum dieser Erweiterung entgegengefiebert haben, und es ist vorstellbar, dass sich vor allen Videospiel-Geschäften in Europa und in anderen Kontinenten ähnliche Szenen abgespielt haben.

Dass es dann aber bei der Installation dieses Updates Probleme gab, weil das Laufwerk des Computers seinen Geist aufgegeben hat und die DVD nicht gelesen werden konnte, steht auf einem anderen Blatt. Ich habe davon erst am nächsten Morgen erfahren, als ich vom Joggen nach Hause kam. Enttäuschung und Verzweiflung waren so groß, dass es mich nicht nur mitgenommen, sondern auch über den ganzen Arbeitstag verfolgt hat. In unserer täglichen Morgengruppe wurde von den beiden Leiterinnen für diesen Tag eine Übung ausgewählt, in welcher sich ein Paar finden sollte, welches darüber spricht, was uns manchmal daran hindert, unsere Ziele zu erreichen.

Wie sollen sich Therapeuten im Rahmen ihrer Arbeit verhalten, wenn es ihnen persönlich nicht gut geht? Sollen sie darüber sprechen oder sollen sie so tun, wie wenn nichts wäre? Mitunter sind sie dann aber unkonzentriert und nicht bei der Sache, und das wiederum kann Patientinnen und Patienten irritieren. Authentizität heißt auch, sich zu erklären, wenn etwas nicht passt. Ich bin in diesen Zweiergruppen mit einem ganz jungen Patienten zusammengekommen, mit dem es möglich war, über derartige Fragen zu reflektieren. Er hat gemeint, es wäre schon gut, wenn die Patienten darüber informiert würden, wenn bei einem Therapeuten etwas passiert sei. Man solle sich ja auskennen, denn spüren würde man ja ohnehin, wenn jemand im Personal bedrückt sei. Therapie ist keine Einbahnstraße. Er hat auch die Dimension der Lichtking-Katastrophe zurechtgerückt.

„Ich kann Ihren Sohn gut verstehen", sagte er verständnisvoll und sehr persönlich. „Ich habe meinen Vater verloren, als ich neun Jahre alt war. Da war ich auch sehr traurig. Wenn man so etwas einmal verarbeitet hat, wird man später mit Problemen viel leichter fertig." Wieder einmal war ich verblüfft, wie viel Einfühlsamkeit in ganz jungen Menschen steckt, die aus der Drogenszene kommen.

Ich bin am Thema Computersucht sehr interessiert, ich habe dazu auch schon Vorträge gehalten und auf Kongressen referiert. Diese Themen bekommen in der therapeutischen Szene auch einen immer größeren Stellenwert, da sie uns Berater und Therapeuten mit Fragen und Problemen konfrontieren, über die wir in unseren Ausbildungen nichts gelernt haben. Es ist auch nicht möglich, auf moderne und komplexe Fragestellungen mit einfachen und altbewährten Lösungen zu antworten. Im Team steckt uns allen noch tief der Ratschlag eines Kollegen an die Mutter eines offensichtlich unkontrolliert spielenden 13-jährigen Jungen in den Knochen, sie solle doch einfach den Stecker des Computers herausziehen, wenn er ihn nicht freiwillig abschalten würde. Sie hat diesen Ratschlag des Kollegen befolgt. Daraufhin hat dieser 13-jährige Junge unverzüglich einen Selbstmordversuch begangen, indem er aus einem Fenster der elterlichen Wohnung sprang und diesen Sturz nur durch Glück ohne bleibende Schäden überlebte. Ein richtiger Kurzschluss. Meine Mutter zieht den Stecker heraus, ich bin verzweifelt, laufe zum nächst besten Fenster und springe hinaus.

Da die Technik jedes Jahr einschneidende Veränderungen bringt, auch und gerade die Handy-Technologie, müssen wir uns sehr konsequent weiterbilden, um wenigstens eine Ahnung davon zu haben, worum es hier eigentlich geht.

So wollte ich wissen, was ein Waldorf-Pädagoge aus Hamburg zum Thema Jugendliche und Medien zu sagen hätte. Der Referent war ein jüngerer Mann mit Bärtchen und Ohrring, salopper Kleidung und einer bemerkenswerten Fähigkeit, eine Diskrepanz zwischen dem herzustellen, was für Gefahren in den modernen Medien liegen und wie bescheiden die Möglichkeiten besorgter und engagierter Eltern sind, etwas dagegen zu tun. Einige Schreckensszenarios wurden entworfen. Kinder, die Autorennspiele spielen, bekommen eine falsche Vorstellung von Beschleunigung und Bremswegen und werden später möglicherweise einmal schlechte Autofahrer.

Durch Bluetooth-Technologie kommt es vor, dass zwölfjährige Mädchen im Bus irgendetwas auf ihr Handy laden, was aus fünf Meter Entfernung von irgendeinem anderen Handy gesendet wird. Am Abend schauen diese Kinder das dann an und manchmal bekommen sie einen Hardcore-Porno zu sehen, der, wie der Referent meinte, lebenslange traumatisierende Folgen nach sich ziehen kann. Gerade Mädchen bekommen durch diese Flut von Pornodarstellungen ein völlig falsches Bild von Sexualität und es gibt Gruppensex-Partys von unter 14-Jährigen, die dies nur deshalb tun, weil sie es auf irgendeinem Video gesehen haben und meinen, das sei die normale Art, sich sexuell zu betätigen.

Auf 100 Deutsche kommen 108 Handys und mehr als die Hälfte der 14- bis 18-Jährigen haben mehr als ein Handy mit verschiedenen Nummern, zwei Prozent haben sogar mehr als fünf. Als Begründung wird angegeben: Ich habe fünf Freundinnen, und damit die eine nicht von der anderen erfährt, brauche ich für jede ein anderes Handy. Derartige Konstellationen führen zu massiver finanzieller Überschuldung, für die dann meist die Eltern einspringen müssen. Bei unserem 14-Jährigen waren es zuletzt auch satte Beträge. Es seinen so Kettenbrief-SMS, hat er gemeint, die es so teuer gemacht hätten, und irgendein Download-Dienst, den er jetzt blockiert hätte. Im nächsten Monat werde es sicherlich weniger sein.

Durch Chatten konnten sich Kinderschänder an junge Mädchen heranmachen, hieß es an einer anderen Stelle des Vortrags, indem sie sich auf Schülerplattformen als argloser Besucher einschleichen würden. Sie konnten über verschiedene Methoden Standorte identifizieren, und der Referent hat uns Zuhörerinnen und Zuhörer gebeten, über die Details nichts zu sagen, um potenzielle Täter nicht über derartige Methoden kundig zu machen, die es ihnen erleichtern würden, Sexualverbrechen an Kindern und Jugendlichen zu begehen.

Dass mit den einschlägigen Pornoseiten, die für jedermann zugänglich sind und auf welchen über 20.000 Filme gratis zur Verfügung stehen, um betrachtet oder heruntergeladen zu werden, keine unmittelbaren Geschäftsinteressen verbunden seien, sei klar. Menschen, die Filme auf eine derartige Site stellen würden, hätten unterschiedliche Motive. Manchmal sei es auch Rache an der ehemaligen Frau oder Freundin, die jemanden dazu bringe, heimlich gedrehtes oder gefilmtes Material ins Internet einzuspeisen. Es können ja auch heimlich Sexszenen aus außerehelichen Beziehungen gefilmt und Erbinnen von großen deutschen Autokonzernen erpresst werden, wie unlängst aus den Zeitungen zu erfahren war. Mit den modernen Handykameras sei dies kein Problem, zumal mit diesen ohne Weiteres eineinhalb Stunden gefilmt werden könne und sich diese so gut verstecken ließen, dass die Partnerin gar nicht merkte, dass sie beim Sexualakt gefilmt wurde. Es sei heute denkbar einfach, kompromittierendes Material zu filmen, und das sei inzwischen Alltag auf vielen Schultoiletten, in Schwimmbädern oder in öffentlichen Verkehrsmitteln. Der Referent berichtete auch, davon überzeugt zu sein, dass es ein übergeordnetes Interesse bestimmter Kreise gebe, Frauen wieder verstärkt als willige Opfer darzustellen, um sie dadurch leichter benutzen und instrumentalisieren zu können. War hier eine kleine Anmutung einer Verschwörungstheorie herauszuhören? Auf jeden Fall erschien es mir eine bemerkenswerte Interpretation der Pornoflut zu sein, die über uns hereingebrochen ist. Kindersicherungsprogramme würden in diesem Zusammenhang im Übrigen wenig nutzen, da diese sehr aufwendig gepflegt werden müssten, wie ein Virensuchprogramm, und sie seien viel zu leicht zu umgehen.

Spätestens zu diesem Zeitpunkt war ich mit einer Reihe von sehr irritierenden und erschreckenden Vorstellungen geimpft. Die Geschichte von dem Mädchen, das sich ganz tief verliebt hatte und von ihrem vermeintlichen Freund nur benutzt wurde, um Nacktfotos von ihr zu machen und sie und ihre Familie damit später zu terrorisieren, hätte es gar nicht mehr gebraucht. Nach knapp eineinhalb Stunden wartete ich nun mit Spannung und zunehmender Ungeduld, was denn jetzt zu tun sei, um all das zu verhüten, was unsere Kinder durch die modernen Medien bedroht.

Immerhin gab es zwei Vorschläge.

In einem Haushalt mit Internetanschluss sollte der Computer im öffentlichen Raum stehen, vielleicht in einem Gang oder in der Küche. Dies würde dazu beitragen, dass jemand nicht stundenlang heimlich surfen und chatten könne.

Der zweite Vorschlag bestand darin, mit unseren Kindern darüber zu reden, ob sie nicht bereit wären, ihr Handy mit Bluetooth, Video und Kamera gegen ein Senioren-Handy auszutauschen, mit welchem man telefonieren könne und sonst nichts. Mit diesen Vorschlägen bereichert, habe ich dies mit meiner Familie besprochen. Leider wird sich am Status quo nichts ändern. In unserer Wohnung möchte niemand den Computer in der Küche, und im Gang ist kein Platz. Es gibt auch kein Interesse daran, das Multimedia-Handy herzugeben und ein Senioren-Handy dafür zu bekommen.

„Ich habe noch nie gehört, dass jemand unabsichtlich Sex- oder Gewaltfilme auf sein Handy geladen hat", meinte mein jüngerer Sohn. „Wo hast du denn das her?"

Beim Buffet einer Veranstaltung der Bewährungshilfe habe ich ehemalige Studentinnen der Sozialakademie, an welcher ich unterrichtet habe, getroffen und wir haben uns über diese Themen ausgetauscht. Einer Kollegin, die inzwischen einen halbwüchsigen Sohn hat, war ein Teil dieser Problematik durchaus vertraut. Ihr 14-jähriger Sohn hätte sich durch Taschengeld und kleine Arbeiten ein teures multifunktionales Handy gekauft, was sie ihm nicht verboten hatte.

Sie hatte jedoch recht rasch registriert, dass sein Umgang damit ausgesprochen unkontrolliert gewesen, sehr teuer gekommen sei und ihn in eine kritische finanzielle Situation gebracht hatte. In der Familie seien dadurch erhebliche Spannungen entstanden. An einem Abend sei jedoch Folgendes passiert: Ihr Sohn hatte auf einem öffentlichen Platz Basketball gespielt und das Handy auf ein Mäuerchen gelegt. Es sei dann eine große Nacktschnecke über das Handy gekrochen, der Schneckenschleim sei durch die Tasten in die Tiefe gedrungen und hatte diesem Handy einen irreparablen Schaden zugefügt. Nun habe ihr Sohn bei knapper Kasse keine andere Wahl gehabt, als sich ein ganz billiges Handy ohne sonderliche Zusatzfunktionen zu kaufen, und das Problem sei jetzt hervorragend gelöst. So kann mitunter eine Schnecke effizientere Erziehungshilfe leisten als manch wohlgemeinter pädagogischer Ratschlag.

Einige Wochen später weiß ich, dass das erwähnte Add-on nicht Lichtking, sondern Lich King heißt, aber es hat sich in mir nun einfach der Lichtking eingeprägt. Ich habe das Problem mit dem kaputten Laufwerk in ein Forum eingespeist und einige freundliche und hilfreiche Antworten bekommen, wobei ich leider nicht alle verstanden habe. So weiß ich nicht, was es bedeutet, wenn vermutlich eine interne Apple-DRM-Engine drübergefahren ist. Was ist denn da los in unseren Computern? Da kann jemand oder etwas so einfach überfahren werden? Andere haben gemeint, das sei einfach Zufall gewesen. Pech halt.

In einem der Postings wurde meine ambivalente Einstellung zum Treiben meines Sohnes auf eine Art und Weise angesprochen, die mich gefreut hat: „Jedenfalls, auch wenn ich keine Hilfe bin, gratuliere ich Ihnen zu Ihrer ausgesprochen liberalen Einstellung. Ich glaube, damit sind Sie der Erste, zumindest aber einer der wenigen hier, der dem Sohn nicht gleich Konsequenzen aufbrummt, würde er auf die Idee kommen, mitten in der Nacht vorm Softwarehändler Schlange zu stehen, und das auch noch unter der Woche!"

Ich fühle mich verstanden, vielen Dank!

Psychedelische Bananenschalen – Mellow Yellow

Ich höre gerne Musik aus den 60er- und 70er-Jahren. Der Sänger und Songwriter Donovan ist mir ein Begriff, nicht nur seine monumentale Hymne „Atlantis", sondern auch sein Hit mit obigem Titel, bei welchem es im Refrain heißt: „They call me mellow yellow …" Was er damit meint: „Sie nennen mich sanftgelb", habe ich nicht verstanden, es hat mich aber nie so interessiert, dass ich begonnen habe nachzuforschen. Einem Zeitungsartikel über einen Künstler, der anstrebt, dass in seiner Heimatstadt im Schwarzwald sämtliche Häuser gelb gestrichen werden, war unlängst zu entnehmen, dass Donovan diesen Titel geschrieben hatte, nachdem er Bananenschalen geraucht hatte. Jetzt hat es mich doch interessiert. Die sogenannte Bananen-Kiff-Story scheint ein altes Gerücht aus dem San Francisco der 60er-Jahre zu sein. In London der 70er-Jahre wollte dann eine bestimmte Gruppe die Meinung provozieren, dass die Fäden der Bananenschale wie Marihuana wirken würden, damit Bananen verboten würden. Diese Leute wollten damit auf das ihrer Meinung nach unsinnige Verbot von Marihuana und die Absurdität der repressiven Drogenpolitik hinweisen. Wenn Bananenschalenrauchen schon nicht einfährt, gilt es doch als ein ziemlich verlässliches und effektives Mittel gegen Verstopfung und kann zu erheblichen Durchfällen führen. Besonders schlaue Eltern oder Großeltern haben offensichtlich versucht, ihren Kindern und Enkeln das Rauchen zu verleiden, indem sie heimlich ganz fein geschnittene und getrocknete Bananenschalen in den Zigarettentabak mischten. Manche nennen derartige Methoden Aversionstherapie.

Mit fällt ein Igel auf den Kopf oder:
Wie es sich anfühlen könnte, verrückt zu werden

Die Kombination von Drogenmissbrauch und psychotischen Krankheiten ist sehr häufig. Es gibt den Begriff der „drogeninduzierten Psychose", aus welchem abgeleitet werden könnte, dass vor allem LSD und andere halluzinogene Drogen konsumiert wurden und dass diese bewirkt haben, dass eine Psychose entstanden ist. Das lässt sich nicht so ohne Weiteres nachweisen, da es auch umgekehrt sein könnte: Erst war die Psychose da und Betroffene haben aufgrund von psychischen Problemen wie Ängsten oder Depressionen Drogen konsumiert, um diese Beschwerden zu beseitigen. Drogen hätten dann die Funktion eines Medikaments, das die Betroffenen sich selbst verordnen. Dieser Ansatz wird auch als „Selbstmedikationshypothese" bezeichnet. Schließlich gibt es natürlich auch noch die Variante, dass Psychose und Drogenabhängigkeit unabhängig voneinander entstanden sind und sich gegenseitig in keiner Weise beeinflussen. Dagegen spricht allerdings die Erfahrung, dass sich bei vielen Menschen, die an einer schizophrenen Psychose leiden, das Zustandsbild verschlechtert, wenn sie Cannabinoide oder andere Halluzinogene konsumieren. Eine Übereinstimmung gibt es in der Psychiatrie darüber, dass chronische schizophrene Psychosen klinisch nicht mehr voneinander zu unterscheiden sind, unabhängig davon, ob in der Entstehung Drogen im Spiel waren oder nicht. Eine schizophrene Störung, die ohne Drogenkonsum entstanden ist, hat also eine Symptomatik, die sich von einer drogenassoziierten Psychose nicht unterscheidet. Mit „drogenassoziiert" ist gemeint, dass sowohl Drogenkonsum als auch Psychose bestehen, es wird aber keine Aussage über allfällige ursächliche Zusammenhänge gemacht. Gesprochen wird auch von „Komorbidität", als einem gleichzeitigen Bestehen zweier Erkrankungen. Wenn also jemand kifft und eine Psychose bekommt, kann im Einzelfall nicht gesagt werden, ob er sie nicht auch bekommen hätte, wenn er nicht gekifft hätte.

Für unsere Arbeit im Lukasfeld ist dies aber unerheblich. Wir fühlen uns medizinisch und therapeutisch für beide Störungen zuständig, und wenn eine schizophrene Symptomatik besteht, wird sie auch fachgerecht behandelt. Wir sind eben eine ganz normale Psychiatrie und müssen uns mit den üblichen psychiatrischen Störungen befassen.

Kann ein Mensch, der nicht an einer Psychose leidet, sich vorstellen, wie das ist? Wahrscheinlich ist es leichter, sich einen Herzinfarkt vorzustellen. Es heißt, dass jemand, der nicht an einer Schizophrenie leidet, derartige Symptome gar nicht imitieren kann. Es ist eine Veränderung der Wahrnehmung, des Denkens, der Empfindungen und Emotionen, wie es sich für jemanden, der nicht davon betroffen ist, kaum einfühlen lässt. Die schizophrene Welt hat keine Logik, wie wir sie kennen, sie ist bizarr und fremd. Von einem Tag auf den anderen sind die Dinge nicht mehr so, wie sie waren, die vertraute Ordnung existiert nicht mehr, alle Gesetzmäßigkeiten haben ihre Gültigkeit verloren. Die Dinge sind verrückt geworden, und das ist unheimlich, das erschreckt uns und schließlich werden auch wir selbst verrückt.

Oft fängt es damit an, dass irgendetwas geschieht, das wir uns nicht erklären können. Es passt in nichts hinein, was wir kennen, und erschüttert uns in unseren Grundfesten. Wir suchen nach Erklärungen, die wir nicht finden können. Wir sind so irritiert, dass wir an unseren Wahrnehmungen zweifeln, und vermeiden es, mit anderen darüber zu sprechen, aus Sorge, für verrückt gehalten zu werden, obwohl wir es vielleicht schon sind. Manchmal haben wir das Gefühl, dass irgendetwas dahintersteht, dass es ein System gibt, dass eine Bedrohung von außen besteht, dass eine Verschwörung im Gange ist. Das kann uns in eine Wahnstimmung versetzen und wir sind im Zustand der Paranoia angekommen.

Im Film „Die Truman Show" erlebt der Hauptdarsteller eine Situation, in der für mich sehr gut nachvollzogen werden kann, wie es sein könnte, wenn wir verrückt werden. Es handelt sich um einen jungen Mann, der als Kind in eine Fernsehwelt hineingeboren wurde und dort aufgewachsen ist. Er lebt in einem riesigen Studio mit Schauspielern, von denen der Mann mit dem Namen „wahrer Mensch" immer glaubte, es handle sich um seine Eltern, um seine realen Freunde und Arbeitskollegen. Nichts davon ist echt, seine vermeintliche Freundin ist eine Schauspielerin, das gilt auch für alle Passanten. Die Häuser sind nicht echt, auch das Meer oder der Himmel, alles täuscht Realität vor, ohne es zu sein. Gleichzeitig wird alles von einer Unzahl versteckter Kameras gefilmt und täglich live als Fernsehshow auf einem eigenen Kanal übertragen. Kameras befinden sich nahezu überall, wo auch immer er ist. So bekommen die Zuschauer übertragen, wie er sich die Zähne putzt, wie er frühstückt oder wie er abends zu Bett geht. Das Universum dieses Truman wird ständig überwacht, vom Regisseur, der in einem falschen Mond seinen Regieplatz eingerichtet hat und alles betrachtet, was geschieht.

Eines Tages wird Trumans Weltbild erschüttert. Er ist zu Fuß im Freien unterwegs, bei Sonnenschein und blauem Himmel. Zumindest glaubt er das, denn in Wirklichkeit handelt es sich um einen künstlichen Himmel und die Sonne ist ebenfalls nicht echt. Plötzlich kracht neben ihm ein Scheinwerfer zu Boden. Er blickt nach oben, sieht aber nichts als den Himmel, von dem er glaubt, dass es der wirkliche Himmel ist. Wo kommt dann aber der Scheinwerfer her? Es ist eindeutig ein Bühnenscheinwerfer und kommt wohl nicht aus einem Flugzeug. Er findet keine Erklärung, aber sein Misstrauen ist geweckt und er muss sich fragen, ob er es ist, der verrückt geworden ist, oder ob es die Welt ist, in der er lebt. Schließlich realisiert er, dass es sich um einen groß angelegten Schwindel handelt. Auf derartige Lösungen kommen Menschen, die an Psychosen leiden, nicht. Oder sie glauben, dass es so ist, aber sie können es nicht beweisen.

Mir selbst ist etwas Unverständliches passiert und ich kann mir vorstellen, dass Menschen, die mit ersten Symptomen einer schizophrenen Psychose konfrontiert sind, vergleichbare Irritationen erfahren: Jeden Morgen joggen zu gehen hat sich für mich seit Jahren als die beste Möglichkeit herausgestellt, den Tag zu beginnen. Eine meiner Standardstrecken führt mich über einen schmalen Pfad bergab durch einen schönen Buchenwald, der von einer kleinen Lichtung unterbrochen wird. Bei dieser Strecke ist mir jeder Baum vertraut, jeder Strauch und jede Wurzel.

Nun lade ich Sie ein, sich Folgendes vorzustellen: Sie laufen Ihre übliche Strecke, es ist ein warmer Morgen an einem Spätsommertag, der Himmel ist bedeckt, es ist etwas föhnig. Sie haben soeben die eine schmale Stelle zwischen zwei Bäumen hinter sich gebracht, in der es recht steil abwärts geht, die auch recht rutschig ist, sodass Sie wie immer nur ganz vorsichtig und mit kleinen Schritten hinuntergetrappelt sind. Nun öffnet sich das Gelände, Sie können wieder etwas weiter ausholen, auf dem weichen, federnden Waldboden fühlt sich das wie immer gut an. Rechts neben Ihnen verläuft der Hohlweg, den Sie nicht so schätzen, er ist steinig und morastig, dort können Sie nicht laufen, sondern nur stolpern und die Schuhe sind dann auch noch schmutzig. Es ist viel bequemer, neben dem Weg zu laufen, auch wenn links der Hang steil abfällt zu einem Bachbett, in welchem Sie üblicherweise kein Wasser sehen, sondern nur bemooste Steine, Blätter und morsche Äste. Sie erinnern sich, wie Ihre Frau einmal gemeint hat, auf diesem Grat zu laufen, das sei doch gefährlich, Sie könnten stolpern und abstürzen, und sie hätte gerne, wenn Sie ein Handy bei sich trügen. Das scheint Ihnen übertrieben. Sie sind hier einmal über eine Wurzel gestolpert, konnten sich aber noch gut abfangen. Es sind ja nur noch 200 oder 300 Meter nach Hause. Selbst wenn Sie zu Sturz kämen und sich verletzen sollten, könnten Sie sich durch Schreien und Rufen bemerkbar machen, es würde Sie schon jemand hören. Sie kommen zur Lichtung. Hier berühren sich die Kronen der hohen und mächtigen Buchen nicht mehr, hier scheint manchmal das Sonnenlicht durch und schafft je nach Jahreszeit sehr schöne Farbenspiele mit den zarten Grüntönen frischen Laubs im Frühjahr oder den vielen Abstufungen von Rot und Braun im Herbst. Es war ein schöner Lauf, Sie sind bald zu Hause und sind drauf und dran, die letzten Meter in Angriff zu nehmen. Sie werden auf Ihrer Standardstrecke nun doch noch zum Hohlweg müssen, weil Sie sich einem Zaun nähern, wo ein Nachbar ein Stück Wald abgesperrt hat und Christbäume züchtet. Sie befinden sich jetzt mitten auf dieser Lichtung, als Ihnen plötzlich etwas Schweres und Spitzes auf den Kopf fällt, lautlos, völlig überraschend und äußerst schmerzhaft. Sie sind erschrocken und suchen natürlich sofort nach einer Erklärung. Der erste spontane Gedanke lautet: „So, jetzt ist mir ein Igel auf den Kopf gefallen." Genau so hat es sich angefühlt. Ein großes, rundes und spitziges, stacheliges Objekt. Es kann nur ein Igel sein.

Diese Erklärung hätte mich auch durchaus zufriedenstellen können, wenn nicht ein paar Details dagegen gesprochen hätten. Üblicherweise leben Igel nicht auf Bäumen, zumindest nicht in unserer Gegend. Somit können sie einem auch nicht auf den Kopf fallen. Dann kam noch etwas Zweites dazu: Wenn jemandem etwas Schweres auf den Kopf fällt und es nicht auf dem Kopf bleibt, muss es auf den Boden fallen und dort irgendwo liegen. Außerdem hätte es einen Aufprall geben müssen, auf dem Waldboden vermutlich ein dumpfes Geräusch, ein „Plopp" zum Beispiel. Sie bleiben jetzt stehen, blicken erst nach oben, wobei Sie sich daran erinnern, dass Sie sich ja auf einer Lichtung befinden, und Sie sehen über sich nur den Himmel und einige dünne Zweigspitzen der Buchen der Umgebung, die im Übrigen ganz unbewegt sind. Nun entwickeln Sie verschiedene Hypothesen, was das denn wohl gewesen sein kann, was Ihnen da so unvermittelt auf den Kopf gefallen ist. Die Möglichkeit eines Astes schließen Sie rasch aus, da über Ihnen nichts ist, wovon ein derart schwerer Ast abgebrochen sein könnte, denn groß und schwer müsste er bei der Wucht zweifelsohne gewesen sein. Sie fahren sich mit den Fingern über den Kopf und stellen fest, dass einige Stellen etwas geschwollen sind. Das beruhigt etwas: keine Halluzination. Zum Glück blutet es nicht. Weh tut es nach wie vor. Nun blicken Sie auf den Boden, um sich herum, gehen nach vorne und hinten, ziehen immer größere Kreise, aber Sie sehen nichts am Boden, was auch nur im Entferntesten etwas mit dem zu tun haben könnte, was Ihnen da offensichtlich auf den Kopf gefallen ist. Außerdem haben Sie ja auch keinen Aufprall gehört.

Was tun Sie in einer derartigen Situation? Etwas Schweres und Spitzes ist Ihnen auf den Kopf gefallen, Sie haben aber am Boden keinen Aufprall gehört und es liegt nichts da. Dies passt nicht in Ihre Logik. Der gesunde Menschenverstand kann sich das nicht erklären. „Spinne ich jetzt?", werden Sie sich vielleicht fragen, denn das, was jetzt geschehen ist, befindet sich jenseits normaler Erfahrungen, also ist etwas Abnormales im Spiel, es ist irgendwie zum Verrücktwerden.

Werden Sie zu Hause davon erzählen? Wahrscheinlich nicht, Sie wollen ja nicht für nicht ganz normal gehalten werden. Somit bleibt Ihnen nicht mehr viel übrig. Am besten ist es, Sie versuchen, diesen Vorfall zu vergessen. Es war eine einmalige, unerklärliche Erfahrung, nicht der Rede wert und viel zu unbedeutend, um daraus ein Problem zu machen. So versuchen, Sie diese Situation abzuschließen. Etwas verunsichert und zögerlich setzen Sie Ihren Lauf fort, blicken nochmals nach hinten und nochmals nach oben, schließlich schütteln Sie das Misstrauen ab, so wie ein nass gewordener Hund das Wasser abschüttelt. Er ist dann zwar nicht trocken, aber es tropft nicht mehr.

Damit könnten Sie es ja abtun, zur Tagesordnung übergehen und es vergessen.

Wenn Ihnen aber einige Tage später genau das Gleiche am selben Ort wieder passiert, spiegelbildlich, wie wenn Sie denselben Film noch einmal sehen würden, dann werden Sie ernsthaft an Ihren Wahrnehmungen zweifeln oder sich darauf einstellen, dass in Ihrem Umfeld unheimliche Veränderungen vorgehen und die Welt verlässlicher Gesetzmäßigkeiten und konventioneller Logik nicht mehr existiert.

Sie laufen also einige Wochen später wieder dieselbe Strecke, denselben Pfad durch den Buchenwald, Sie nehmen an der steilen Stelle wieder Tempo heraus, Sie wissen genau, wo der Wurzelstock ist, über den Sie einmal gestolpert sind und über den Sie erneut stolpern könnten, wenn Blätter darüber liegen. Sie beschleunigen dann wieder und halten auf die Lichtung zu. Natürlich haben Sie sich die letzten Male, als Sie hier gelaufen sind, an den Vorfall erinnert und in die Höhe geblickt oder auf den Boden und in die Umgebung, ob es nicht doch noch irgendwelche Spuren gibt, die Sie damals übersehen haben. Es war aber nichts zu sehen.

Und plötzlich geschieht es wieder: Lautlos und mit unglaublicher Wucht prallt etwas Spitzes und Schweres mitten auf Ihren Kopf. „Aua!", rufen Sie abrupt aus, Schock und Schrecken breiten sich in Ihrem ganzen Körper aus, Sie spüren, wie dieses Gefühl alles erfasst, bis in die Fingerspitzen und bis in die Zehen. Es fühlt sich an, wie wenn Sie vorher hohl gewesen wären und nun ganz unvermittelt mit Erschrecken und Verstörung angefüllt würden, es ist wie eine dicke und zähe Flüssigkeit, die Sie ausfüllt und es Ihnen schwer macht, locker und leicht darüber hinwegzusehen. Mit der Erinnerung an den damaligen Vorfall, die noch sehr nahe und überhaupt nicht verdrängt ist, rufen Sie nicht ohne zunehmende Wut innerlich aus: „Das darf doch nicht wahr sein! Nicht schon wieder! Das gibt es doch gar nicht!" In einer spontanen Bewegung fahren Sie sich wieder mit der Hand über den Kopf und betrachten die Finger Ihrer rechten Hand. Diesmal sind sie blutig. Und wieder haben Sie außer einem Knall zum Zeitpunkt des Schmerzes nichts gehört, weder vorher noch nachher, es ist nichts auf den Boden geplumpst. Es hat vorher nicht geraschelt oder geknackt, und weil wieder alles so unerklärlich ist, verspüren Sie, wie sich erste Ausläufer einer Panik manifestieren wollen. „Jetzt ist es so weit", denken Sie sich, „jetzt bin ich wirklich plemplem."

Was wird sich jetzt in ihrem Leben ändern? Was wird noch kommen, was wird das Nächste sein? Sie werden vielleicht Behandlung brauchen, Medikamente nehmen müssen. Aber eine Schizophrenie? Mit 50 Jahren? In dem Alter kann ich doch keine Schizophrenie mehr bekommen. Außer ich hatte schon eine, aber habe es nicht gemerkt. Und niemand hat es mir gesagt.

„Gut – dann ist es jetzt halt so." Sie resignieren und fügen sich in das Unausweichliche. „Dann bin ich eben ab jetzt verrückt."

Doch dann – doch dann erfolgt die große Erleichterung: Die Ursache des Ganzen befindet sich direkt vor Ihren Augen, als Sie halbrechts nach oben blicken. Sie müssen lachen, auf diese Idee wären Sie nie gekommen.

„Ich bin doch nicht verrückt", können Sie aufatmend sagen. „Natürlich, jetzt verstehe ich das alles." Und mit diesem Begreifen sind Sie wieder in Ihrer normalen Welt angekommen und können sich wieder einem Ort zugehörig fühlen, an welchem die Naturgesetze gelten, und Sie können sich wieder auf die Verlässlichkeit Ihrer Wahrnehmungen berufen. Denn die Lösung schwebt direkt vor Ihnen, sie fliegt vor Ihrer Nase. Es ist ein Vogel! Ein Raubvogel! Ein großer grau gefiederter und krummschnäbeliger Vogel flattert vor Ihnen, hält sich dadurch stabil an einem Ort in der Luft in ca. zehn Metern Entfernung. Er betrachtet Sie offensichtlich ratlos, zumindest wirkt er so, nahezu verdattert, vielleicht sogar verärgert, er wendet sich dann ab und fliegt davon.

Ein Vogel war es also, ein Mäusebussard vielleicht, der Sie von oben gesehen hat, mit dem grauen Haarschopf, und der vermutet hat, Sie wären ein Beutetier wie ein Hase oder was auch immer.

Ein Hase!

Sie lachen noch mehr. Wahrscheinlich wird Herr oder Frau Raubvogel jetzt recht enttäuscht sein, dass sich dieses vermeintliche Frühstück nicht in die Lüfte hat heben und davontragen lassen. Die Raubvogelkinder werden traurig sein. Eine Delikatesse ist ihnen entgangen. Ihnen fallen vielleicht auch Zeitungsartikel oder Rundfunkmeldungen ein, in welchen Hunde oder kleine Kinder von großen Vögeln attackiert wurden. Kürzlich hieß es, dass ein Mann wegen Sachbeschädigung verurteilt wurde, als bei einer Adler-Flugshow ein Vogel auf seinen Dackel losging, ihn packte und hochzog und der erzürnte Mann mit seinem Schirm den Angreifer erschlagen hat.

Immerhin hat ja auch dieser Vogel Sie angegriffen und ihnen wehgetan. Halb im Scherz, halb im Ernst recken Sie ihm noch die Faust nach und rufen: „Du blödes Vieh!" Es überwiegt aber die Erleichterung.

Jetzt können Sie ganz frei erzählen, wenn Sie zu Hause ankommen: „Stell dir vor, was mir passiert ist, ein Mäusebussard hat mich für einen Hasen gehalten!" Sie schmücken die Geschichte noch aus und laut prustend vor Lachen sagt Ihnen Ihre Frau, so eine originelle Geschichte hätte sie schon lange nicht mehr gehört.

Wie schön ist es also, wenn Sie natürliche Erklärungen für außergewöhnliche Wahrnehmungen finden können. Ich kann mich jetzt besser in Menschen hineinversetzen, die für merkwürdige Stimmen, die sie hören, für Erscheinungen, die sie haben, für eigentümliche Wahrnehmungen, die auftreten, keine derartigen Erklärungen wie ich finden können und denen diese Erleichterung nicht vergönnt ist. Die Betroffenen werden nicht müde, nach irgendwelchen Lösungen und Erklärungen zu suchen, und wenn sie im nahen Umfeld nichts finden, muss in die Ferne geblickt werden. Damit es in sich stimmig wird, müssen übernatürliche Erklärungen herangezogen werden, wenn natürliche Ursachen ausscheiden. Es können dann Außerirdische werden, die sie manipulieren, oder auch Dämonen, Geister, Nachbarn oder andere finstere Mächte.

Wenn Sie selbst in einer derartigen Situation sind, werden Sie vielleicht noch mit jemandem darüber sprechen, werden sich aber wahrscheinlich nicht verstanden fühlen, sondern werden angezweifelt werden und mit befremdeten Reaktionen konfrontiert sein. Sie werden dann aufhören, mit anderen Menschen darüber zu sprechen, und vielleicht entsteht in Ihnen dann die Überzeugung, dass es hier sozusagen einen Masterplan gegen Sie gibt und dass ein System dahintersteckt. Sie sind möglicherweise Opfer einer groß angelegten Verschwörung und Sie können nicht wissen, ob nicht auch Ihre Familie in diese Verschwörung einbezogen ist, wahrscheinlich sind es auch die Ärzte mit ihren Medikamenten, irgendwelchen Psychodrogen, mit welchen bei Ihnen eine Gehirnwäsche durchgeführt werden soll, um Sie zu versklaven und um Sie zu einem willenlosen Gehilfen dieser Macht werden zu lassen. Sie werden vielleicht flüchten, vielleicht überlegen Sie sich Strategien zur Verteidigung, wobei Sie sich am ehesten für magische Praktiken entscheiden werden, wenn die Bedrohung aus der Welt der Dämonen oder bösen Engel stammt. Vielleicht bekommen Sie Hilfe von göttlichen Wesen oder Schutzgeistern, vielleicht ist eine der Stimmen, die Sie hören, von Gott – ja, warum nicht? – und Sie, gerade Sie, sind dazu auserkoren, gegen diese unheilvollen Mächte anzukämpfen, die von Ihnen und

Ihrer Welt Besitz ergreifen wollen. Sie meinen es gut und werden es vielleicht zu einer Mission machen, der Sie Ihr ganzes Leben und sämtliche Energie, die Ihnen noch geblieben ist, widmen wollen. Es wird Sie viel Kraft kosten, da Sie das Gefühl bekommen werden, nicht nur allein gegen die ganze Welt kämpfen zu müssen, sondern auch gegen eine unheimliche Geisterwelt, die Sie auch verfolgt, wenn Sie sich zurückziehen, und die Sie nirgends und nie mehr in Ruhe lässt. Sie werden keine Stunde mehr Ruhe haben, keine Minute, keine Sekunde. Sie werden mitten im Schlaf aufschrecken oder gar nicht mehr schlafen können. Sie werden gereizt, verstört und unberechenbar werden. Irgendwann wird Ihnen alles zu viel werden, Sie werden die Beherrschung verlieren, es wird das passieren, was gemeinhin als „Ausrasten" oder „Durchknallen" bekannt ist. Sie werden einen Erregungszustand haben, schreien, gegen irgendetwas losschlagen, vielleicht aber auch einen Selbstmordversuch begehen, weil Sie es nicht mehr aushalten. Polizei wird auftauchen, vielleicht auch die Feuerwehr, ein Rettungswagen, der Notarzt, aber Sie werden schon viel zu verwirrt sein, um dies alles noch zu begreifen. Irgendwann werden Sie vielleicht doch ein Medikament bekommen, und dann wird die Spannung nachlassen, Sie werden erleben, wie Sie zur Ruhe kommen, wie Sie müde werden – endlich wieder einmal! –, wie Sie loslassen und aufgeben können und endlich in einen tiefen und traumlosen Schlaf versinken.

Eine nüchterne Entscheidung

Anna hat mehrere Wochen in unserer Wohngemeinschaft gelebt. Ein Arbeitsversuch war gescheitert, sie war wieder auf Arbeitssuche. Sie ist eine partnerschaftliche Beziehung mit einem ehemaligen Patienten eingegangen, die bis zuletzt gegen alle Erwartungen recht gut lief. Bis sie wieder eine Arbeit hätte, wurde sie stundenweise im Rahmen einer Tagesstruktur beschäftigt. Es schien ihr recht gut zu gehen und nach außen machte sie einen zufriedenen Eindruck – bis bei einer Routine-Harnkontrolle Kokain positiv anzeigte. Während sie dies zunächst abstritt, teilte sie später per SMS ohne weiteren Kommentar mit, der Test sei sehr wohl korrekt und sie werde aus der Wohngemeinschaft ausziehen. Immerhin war noch ein Gespräch möglich, um Formalitäten wie Schlüsselübergabe und finanzielle Angelegenheiten zu regeln. Ihr Entschluss auszuziehen war unumstößlich. Sie hatte Kontakt mit einer früheren Patientin, die bei uns wegen Spice-Konsums entlassen worden war und von der bekannt war, dass sie wieder konsumierte. Geld habe sie keines, sie werde aber auch nicht auf den Strich gehen oder kriminell werden, da müsse man sich keine Sorgen machen.

Nach über vier Monaten stationärer Therapie und sehr viel Engagement seitens ihrer Therapeuten kam sie zu dieser Entscheidung: „Ich möchte einfach wieder Drogen nehmen", sagte sie zu einem unserer Ärzte, „ich bin jetzt nüchtern und habe mich entschieden, wieder Heroin zu konsumieren." Das hat sie auch gemacht. Wir haben gehört, dass sie die letzten Tage mehrmals täglich Heroin gespritzt hat. Angeblich soll sie zuletzt mit einer Überdosis ins Krankenhaus gekommen sei.

Im Team sprechen wir darüber. Es gibt noch eine deutliche Erinnerung daran, dass sie manchmal ganz liebevoll und zärtlich von „meinem Shugi", dem Kosewort für Heroin, gesprochen hat. Drogen als Partnerersatz – ein alte Geschichte.

Manchmal habe ich das Gefühl, Patientinnen und Patienten, die rückfällig werden, befinden sich auf einer glatten und schiefen Ebene, wie bei einem vereisten Hang, der am Anfang nur leicht abfällt, aber dann immer steiler wird. Ich sehe eine Winterszene vor mir, mit schneebedeckten Bergen im Hintergrund, einem blauen Himmel mit beginnendem Abendrot, Föhnwolken verdecken die Sonne, diffuses Zwielicht, ich stehe in einer Gruppe an einem Abgrund, vor uns und unter uns eine Kuppe mit altem Schnee, harschig und eisig, ganz kahl und ohne Bäume oder irgendetwas anderes, das Halt geben könnte. Eine Person aus der Gruppe lässt sich nieder, stößt sich ab, beginnt zu rutschen, erst noch ganz langsam, auf dem Hosenboden, halb aufgerichtet. Das linke Bein ist im Knie gebeugt, die Fußsohle gleitet auf dem eisigen Untergrund, sie stützt sich mit der linken Hand ab, das rechte Bein ist gestreckt, der rechte Arm wird abgewinkelt und würde eine Möglichkeit bieten, ihn zu ergreifen. Die Person, eine junge dunkelhaarige Frau, gekleidet in einen dunkelolivfarbigen Overall, der matt glänzt, blickt nach vorne und unten, reagiert nicht auf die Rufe der Menschen, die auf sicherem Grund rechts hinter ihr stehen. Sie lässt es darauf ankommen, lächelt noch etwas, blickt weiter geradeaus und wird immer schneller. Kurz ist es noch gelungen, sie am Arm zu erwischen, aber es war, wie wenn sie ein Gewand tragen würde, das ganz schmierig und ölig ist. Der, der sie noch erreichte, konnte nicht zupacken und konnte sie nicht festhalten. Sie entglitt. Sie wollte sich auch nicht fassen lassen, denn sie hat den Arm weggezogen und sich abgewendet. Sie hatte sich entschieden. Die letzten Bilder: Sie hat an Fahrt zugenommen, kommt ins Trudeln, hat keine Kontrolle mehr über das, was mit ihr geschieht, ist nur noch ganz klein zu sehen, beschleunigt weiter, gleitet über die Kuppe, hebt leicht ab und entschwindet unseren betroffenen Blicken. Wir wissen nicht, was nach der Kuppe kommt, sie wusste es auch nicht. Vielleicht hat sie Glück und fällt in eine Schneewehe, aus der sie sich befreien kann, und vielleicht kann sie von der Bergwacht geborgen werden – verletzt, aber am Leben. Vielleicht stürzt sie aber auch auf eine Geröllhalde, gegen einen Felsen, in ein gefrorenes Bachbett, vielleicht zerschellt sie gerade, ertrinkt bewusstlos in einem Bergbach oder wird von einer Steinlawine begraben.

Gewichtszunahme als Abbruchgrund

Eine Mitarbeiterin aus der Pflege kommt abends in mein Büro und fragt mich, ob ich Zeit hätte. Neben ihr steht Irmi, mit rotem Gesicht und verweinten Augen. Sie ist jetzt Mitte zwanzig und hat vor zehn Jahren begonnen, Drogen zu konsumieren. Begonnen hätte sie, als sie als Austauschschülerin in Neuseeland gewesen sei. Sie ist klein und schmächtig, deutlich untergewichtig, blonde Haare, und strahlt etwas Kindliches aus, obwohl sie sehr ernst ist. Ich kann nicht sagen, ob ich sie jemals lachen gesehen habe. Partnerschaftliche Beziehungen hatte sie nur mit exotischen und eher dunkelhäutigen Männern, die vornehmlich aus Afrika oder südeuropäischen Ländern stammten. Sie bekam durch ihre Partnerschaften immer mehr Kontakte mit harten Drogen, was zuletzt zu einem intravenösen Konsum führte, über Monate und Jahre.

Seit Jahren besteht zusätzlich noch eine Essstörung, sie kam mit 40 Kilogramm zur Aufnahme.

Leicht hatte sie es zunächst nicht, konnte dann eben sich in der Gruppe immer besser und schließlich ganz gut behaupten, befreundete sich mit einer Mitpatientin, was aber leider so weit ging, dass sie, wie Harnproben zeigten, ihre Medikamente austauschten. Wir haben dies erst vor Kurzem realisiert.

Jetzt steht sie also mit Tränen in den Augen vor mir und ich frage, worum es geht.

„Ich möchte die Therapie beenden."

„Warum denn?"

„Ich habe zugenommen.“
„Wie viel Kilo haben Sie denn jetzt?“
„43“, sagt die Schwester.
„Nein, 44“, sagt die Patientin.
„Und deshalb wollen Sie gehen?“
„Ja.“
Sie hat zugenommen. Sie will gehen, weil sich ihr körperlicher Zustand zu normalisieren beginnt. Das ist einer der bedauerlichsten Abbruchgründe, die ich kenne.

„Sexualstau“

„Herr Doktor, ich brauche eine Schmerztablette.“
„Warum denn, haben Sie Kopfschmerzen?“
„Nein, tiefer.“
„Rückenschmerzen?“
„Nein, noch tiefer.“
„Tut Ihnen in den Beinen etwas weh, am Knie?“
„Nein, höher.“
„Also, wo genau bitte haben Sie Schmerzen?“
„Ja, es ist so, die Genitalien tun mir weh. Das kommt vom Sexualstau. Mir tut jeder Schritt weh.“
Er legt beide Hände vor die Genitalregion.
„Und da hilft eine Schmerztablette? Oder ein Aspirin?“
„Ja.“
„Und woher wissen Sie das?“
„Beim Lorenzo hat es auch geholfen.“
Na gut, wenn es weiter nichts ist. Soll er eine Tablette haben.

Befremdung auf dem Damenklo

Wahrscheinlich sind Maturabälle alten Zuschnitts Auslaufmodelle. Die Generation der jetzt 18-Jährigen scheint die feinsinnige und elegante Ballkultur nicht mehr so zu pflegen. Was geblieben ist, sind das teure Ballkleid, eine aufwändige Frisur sowie Make-up, Schmuck und andere Accessoires. Neu sind offensichtlich eine gewisse Verrohung und Dekonstruktion bisheriger Sitten und Gepflogenheiten.

Eine Mitarbeiterin unseres Teams hat zu Beginn eines Maturaballs die Toilette frequentiert. Dass sie auf diesem Damenklo in ein Saufgelage geriet, damit hatte sie nicht gerechnet. Die Mädchen aus der Erzählung meiner Kollegin haben in mir ein Bild hinterlassen, wie es mit den Bildern von Bällen, die ich abgespeichert habe, ganz und gar nicht korrespondiert. Nun bin ich ganz und gar nicht jemand, der häufig Bälle besucht, und meine Vorstellungen sind in erster Linie durch Fernsehübertragungen gespeist. So sehe ich bei der Eröffnung des Opernballes anmutige, elfenhafte Wesen mit glitzernd weißen Kleidern und Diademen im Lockenhaar. Dass solche Mädchen sich an anderen Orten schon vor dem Beginn eines Balles in großer Zahl auf dem Damenklo betrinken, erweitert dieses Bild durch eine unerwartete Facette. Manche sind offensichtlich in der Lage, eine besondere Form des Multitaskings zu beherrschen: Im perfekten Balloutfit mit Krönchen im Haar, in der rechten Hand eine Bierflasche, in der linken Hand eine Zigarette und im Mund einen Kaugummi, mit dem sie eine Blase nach der anderen produzieren.

„Stell dir vor", sagte meine Kollegin, „wenn die aus der Toilette hinausgehen, sind sie schon sturzbetrunken, bevor der Ball überhaupt angefangen hat."

„War das bei uns früher anders?"

„Ja!"

Sie sagt das mit einer derartigen Bestimmtheit, dass ich darauf nichts mehr erwidere.

Bei der nächsten Übertragung des Opernballs werde ich mir nun also vorstellen, wie diese Mädchen möglicherweise eine halbe Stunde vorher auf dem Damenklo gestanden sind, mit Zigarette und Bierflasche, und wie sie, bevor sie zur Balleröffnung gingen, einen Kaugummi aufgeblasen haben, der mit deutlichem „Plopp" zerplatzt ist.

Magersucht und Ritzen

Manchmal bekommen wir auch Post. Irmgard teilt mit, es gehe ihr gut. Sie habe sich seit fünf Wochen nicht mehr verletzt. Sie sei derzeit guter Dinge, weil sie kurz davor stehe, endlich ihr Wunschgewicht von 38 Kilogramm wieder zu erreichen. Noch sei sie zu schwer. Es gelinge ihr dadurch, dass sie täglich 800 kcal zu sich nehme und zwischen 50 und 100 Kilometern Rad fahre. Ihre Ärzte und Therapeuten hätten sie aufgegeben. Nur der Hausarzt nicht. Er sei so nett, dass er sie ständig zusammennähe, wenn sie sich wieder einmal geschnitten hätte, und sie danach wieder nach Hause gehen lasse. Es sei ihm lieber, wenn sie zu ihm komme und er sie nähe, als dass sie sich selbst zusammennähe und dadurch Infektionen bekomme. So sei sie ganz entspannt und schlafe sogar jede dritte Nachte ein paar Stunden. So sei alles bestens. Mehr könne man ja wirklich nicht verlangen.

Dem kann ich mich anschließen. Was kann man mehr verlangen, als von jemandem wie Irmgard oder dem Fragment, das von ihr übrig geblieben ist, überhaupt etwas zu hören.

Das gefährlichste Lebewesen auf zwei Beinen

Ist es der Gorilla? Der Braunbär? Natürlich nicht, und schon gar nicht, wenn im Rahmen einer gerichtspsychiatrischen Weiterbildung darüber gesprochen wird, von wem die größten Gefahren für Leib und Leben der Menschen ausgehen. Es sind aber auch nicht Menschen mit psychischen Erkrankungen, wie manche das vielleicht glauben würden. Wobei es hier je nach Krankheitsbild und Schweregrad natürlich auch Unterschiede gibt, außerdem spielt es eine große Rolle, ob die Betroffenen in Behandlung stehen oder nicht.

„Nein", teilte die Referentin, eine erfahrene Gerichtsgutachterin und leidenschaftliche Psychiaterin, mit, „die gefährlichsten Lebewesen auf zwei Beinen sind betrunkene junge Männer, die Stress mit ihrer Freundin hatten."

Der nach den Regeln tanzt

In jedem sozialen System gibt es Regeln, offizielle und informelle. Ob jemand zu einer Gruppe gehört oder nicht, hängt öfter von informellen Regeln und ungeschriebenen Gesetzen ab als umgekehrt. Diskrepanzen sind hier offensichtlich. Wenn ich cooler Jugendlicher sein will, muss ich Zigaretten rauchen, auch wenn es mit 14 Jahren verboten ist. So hat jede Subkultur ihre eigenen Codes, die mit äußeren Merkmalen wie Kleidung oder Piercings ebenso zusammenhängt wie mit dem, was innerhalb der Gruppe gemacht und gesagt werden darf. Viele dieser Faktoren regeln, ob jemand „drinnen" ist oder „draußen", ob er dazugehört oder nicht. Für Außenstehende ist das oft schwer zu erkennen. Da diese Gruppendynamik aber unmittelbare Auswirkungen auf therapeutische Prozesse hat, sind wir sehr daran interessiert und versuchen, wenigstens ein wenig zu erkennen, was denn in der Gruppe gerade läuft. Natürlich gibt es auch bei uns Mobbing und emotionalen Druck auf Underdogs, der manchmal sehr heftig ausgeübt wird. Es gibt eine meinungsbestimmende und dominante Clique, die in der Patientengruppe Macht ausübt und in der Wahl ihrer Mittel nicht zimperlich ist. Wenn es einen Konflikt gibt und aus der Patientengruppe dann zu hören ist: „Das geht euch nichts an, das regeln wir untereinander!", dann spüre ich häufig eine sorgenvolle Stimmung aufsteigen und merke, dass ich mir gar nicht vorstellen möchte, was für Methoden hier angewendet werden. Ich gehe nicht von einer partnerschaftlichen und fairen Aussprache, von einem wohlwollenden Abwägen konträrer Argumente und einer ausgewogenen Kompromissbildung aus, sondern fantasiere eher ein Bedrohungsszenario. „Du machst jetzt gefälligst dies oder jenes!" – „Du hältst jetzt die Klappe!" – „Untersteh dich und sag davon etwas dem Pflegepersonal!" Alles verbunden mit dem Zusatz: „Sonst wirst du schon sehen." Wir kennen auch Mitteilungen wie: „Ich weiß, dass ich dir hier nichts tun kann, aber warte nur, bis du entlassen bist, dann bist du ein toter Mann!" Es sind ja Leute bei uns, für die Drogenhandel, Gewalt, Bandenwesen und eine harte Drogenszene über Jahre genauso Alltag waren wie Haftstrafen und die Verinnerlichung der jeweiligen Gefängniskultur. Mit diesem Hintergrund ist für mich ein Satz wie „Das regeln wir unter uns" am ehesten eine gefährliche Drohung. Mit diesem Hintergrund ist auch besser zu verstehen, weshalb manche Patienten eine panische Angst bekommen und unter allergrößten Stress geraten, wenn es heißt, dass sie vom Krankenzimmer auf die Station verlegt werden sollen.

Jeder weiß, dass er in unserer Therapiestation nur bestehen kann, wenn er sich den unausgesprochenen Gruppenregeln unterwirft. Dies trifft vor allem für junge und unerfahrene Patientinnen und Patienten zu, die nicht abgebrüht sind und diese Kultur nur am Rande kennengelernt haben. Von einer eigenen Kultur zu sprechen ist sicher gerechtfertigt, da wir dieses charakteristische Milieu über die Zeit ständig beobachten können, unabhängig von den jeweils involvierten Personen. „Wer nach den Regeln tanzt", kennt den Ehrenkodex, er kennt die „Dos" und „Don'ts" und er ist sich dessen bewusst, dass schwere Verstöße dagegen den sozialen Tod in der Patientengemeinschaft bedeuten. Wir arbeiten alle an der gleichen Sache, aber es gibt zwei Herzen und zwei Kreisläufe, und jeder ringt um seine Identität. Wir erleben uns oft in einer Spaltung und befinden uns somit in einem zentralen Bereich der internen Dynamik. Es liegt auf der Hand, dass wir im Personal glauben, dass das therapeutische Herz das gute Herz ist und dass wir einen guten und richtigen Bereich besetzt haben und dass eine gute Therapie darin besteht, möglichst viele Patientinnen und Patienten in diesen guten, schönen und wahren Bereich herüberzuziehen. Noch besser wäre es, wenn sie freiwillig kämen und ihr Glück und Heil darin sähen, sich an unseren Regeln zu orientieren. Wenn wir in dieser naiven Vorstellung gefangen bleiben und die Therapie und die Therapeuten mit „gut" gleichsetzen, was bleibt dann für die Patientinnen und Patienten? Folgerichtig machen wir sie zu den Schlechten und zu den Falschen und tun damit genau das, was viele wohl schon von frühester Kindheit an erfahren haben, nämlich dass sie nicht richtig seien. Drogenabhängige als böse zu betrachten, darüber herrscht ein breiter gesellschaftlicher Konsens. Das ändert sich am ehesten dann, wenn die eigenen Kinder davon betroffen sind. Ich selbst bin auch nicht frei davon, wenn ich etwa von „mafiösen Strukturen in der Patientengruppe" spreche. Nicht zuletzt sind es auch manche unserer Patientinnen und Patienten selbst, die diese Rolle angenommen haben und sich darin vielleicht auch noch gefallen. Also sind sie doch böse?

Ich wollte dieser Frage nachgehen. An einem Montag stand für eine 17-jährige Patientin nach Abschluss der Probephase der Übertritt in die Intensivphase auf dem Programm. Sie präsentierte ein Bild mit ihren Zielen, hatte sich gut vorbereitet und wirkte sehr kompetent und überzeugend. Dies wurde auch von den Mitpatientinnen und Mitpatienten so gesehen.

In der gemeinsamen Reflexion blieb mir ein Satz hängen, als einer aus der Gruppe darauf hinwies, dass sie am Anfang kaum gesprochen hätte und äußerst zurückhaltend gewesen sei: „Das ist schon viel besser geworden, wir helfen ihr schon weiter, sie muss nur mit den Richtigen reden."

„Aha", dachte ich mir, „mit den Richtigen. Das ist ja interessant. Wenn er von richtigen Patienten spricht, muss es auch falsche geben. Und wer sind die?"

In eine ähnliche Richtung ging eine andere Bemerkung desselben jungen Mannes, als er anerkennend sagte, dass sie für ihre 17 Jahre schon unglaublich reif sei.

Dies forderte Widerstand heraus: „Reif? Was ist denn mit dir los? Gehörst du jetzt schon zu den Pflegern oder was?"

Auch dieser Beitrag hat meine Neugier stimuliert und ich beschloss, dem noch weiter auf den Grund zu gehen.

Am nächsten Tag hatte ich die Gruppenleitung. Ich teilte meine Wahrnehmung vom Vortag mit. Es sehe so aus, wie wenn es in unserer Therapiestation unterschiedliche Vorstellungen von guten, richtigen und gewünschten Patienten gebe, und für die therapeutische Arbeit wäre es nicht ganz unerheblich herauszufinden, nach welchen Merkmalen sich diese Untergruppe, sofern es sie denn auch gäbe, definieren und von der anderen abheben würde. Meine Annahme sei die, dass es einen idealen Patienten oder eine ideale Patientin aus therapeutischer Sicht gebe, dem ebenso ein Ideal aus der Patientengruppe gegenüberstünde. Naturgemäß verfolge jede Gruppe eigene Zielsetzungen. Darüber müssten wir uns unterhalten und austauschen. Sollten wir im Team ganz andere Zielsetzungen verfolgen als die dominierende Patientengruppe, dann hätten wir ein entscheidendes Problem. Dann müssten wir ins Grundsätzliche gehen und sehen, ob es denn überhaupt noch so viel Übereinstimmung gebe, dass eine konstruktive Arbeit im Dienste von Entwicklung und Veränderung möglich sei. Oberflächliche Anpassung, Zeit absitzen, nur um nicht ins Gefängnis zu müssen, sonst alles beim Alten lassen und sein eigenes Ding drehen, dafür seien wir nicht zu haben. Wir sollten derartig unterschiedliche Auffassungen wenigstens offenlegen und darüber sprechen. Vielleicht könnte sich daraus ein Miteinander ergeben, mit welchem wir alle leben könnten.

So schufen wir in zwei Gruppen gemeinsam die Prototypen zweier Patienten: Herrn Mustermann, der genau so ist, wie Therapeutinnen und Therapeuten ihn sich wünschen, oder genau so, wie Patientinnen und Patienten glauben, dass das Team es sich wünscht. Das andere Modell war Frau Buhmann, die den Schein einer motivierten Patientin wahren kann, aber im Untergrund ihr eigenes Spiel spielt.

Herr Mustermann ist jedenfalls gut motiviert, hört gut zu, ist mit Kopf und Herz bei der Sache und ist ein ehrlicher, hilfsbereiter Mensch. Er hat „Ja" zur Therapie gesagt, er kann in der Gruppe eine Führungsposition einnehmen und auch andere motivieren. Herr Mustermann ist willig und fähig zur Reflexion, er ist sprachlich geschickt und steht konsequent zu seinen Handlungen. Er ist immer guter Laune und macht seine Arbeit, wie es sich gehört. Er ist reinlich und ordentlich. Vom Zimmerboden kann man essen. Er arbeitet so gerne, dass man schon meint, er wäre ein Workaholic.

Als ich das hörte, wurde sehr deutlich, wie absurd wohl manche unserer Vorstellungen von einer idealen Therapie oder einem „guten Patienten" sind. Würde ich mit so jemandem überhaupt arbeiten wollen? Was für ein großes Glück ist es doch, dass unsere Patientinnen und Patienten nicht so sind, wie wir es gerne hätten!

An der Gruppe, die sich mit Frau Buhmann beschäftigte, war ich selbst beteiligt. Weshalb wir auf diese Geschlechtertrennung gekommen sind, haben wir nicht überlegt. Böse Mädchen kommen überall hin? Mich erstaunt heute die unwidersprochene und unreflektierte Selbstverständlichkeit, mit der wir das gemacht haben. Dabei war das Geschlechterverhältnis ziemlich ausgewogen. Es war in dieser Gruppe schwierig, zu einem Ergebnis zu kommen, da die Teammitglieder in der Gruppe auf ihre eigenen Fantasien und Vermutungen angewiesen waren und die Patientinnen und Patienten nichts verraten wollten, was wir nicht wissen sollten. Dass es eine Gruppe in der Gruppe gebe, stimme sicher, und dass diese auch aus denen bestehe, die sich oft anblickten und angrinsten, das sei auch so. Ja, es seien durchaus auch die, die bei der Achtsamkeitsübung am Morgen nicht so mitmachten. Dass es in der Gruppe viel Angst gebe und dass manche die Lösung darin fänden, sich den Stärksten anzuschließen und zu unterwerfen, liege auch nicht ganz daneben, das sei ja auch verständlich. Dass es in dieser Gruppe einen Kodex mit eigenen Regeln gebe, stimme auch. Natürlich sei es so, dass die einen drinnen seien und die anderen draußen.

Ich hoffte dann, mehr zu erfahren, wenn ich die Frage beantwortet bekäme, was ich denn als Patient tun müsse, um „draußen" zu sein. Die erste Antwort lautete, dass es gefährlich sei, etwas anzusprechen, was innerhalb der Patientengruppe ohnehin alle wüssten. Auch sich bei der Pflege zu beschweren, wenn etwas störe, würde die Position gefährden. Relativ leicht nach draußen gerate man auch, wenn man Scherze und Witze der dominierenden Gruppe hinterfrage, auch wenn diese noch so derb und ordinär seien. Überhaupt werde kritisches Betrachten nicht gewünscht und einen Schleimer könne man ganz und gar nicht brauchen. Man toleriere es aber auch nicht, wenn sich jemand isoliere und vermittle, gerne alleine zu sein. Wer sich zurückziehe, werde verdächtig. Jeder müsse den Kontakt mit den anderen genau dosieren. Er dürfe nicht zu viel Kontakt mit den anderen haben, aber auch nicht zu wenig. Er müsse sich an die Spielregeln halten, er müsse mitspielen. Wer jemand anderen verpetze, weshalb auch immer, werde hier wahrscheinlich seines Lebens nicht mehr froh.

Viel mehr war nicht herauszufinden, wahrscheinlich war auch nicht viel mehr zu erwarten. Wir sollten uns jedenfalls nicht allzu sehr der Illusion hingeben, dass die Mehrzahl unserer Patientinnen und Patienten an einer Therapie interessiert wäre, wie wir sie uns vorstellen und wie sie im Konzept steht. Dass viele trotzdem davon profitieren, hat wahrscheinlich nicht die Gründe, welche wir annehmen. Irgendwie tut sich doch etwas und manches wird eindringen und sich festsetzen und vielleicht erst nach Monaten und Jahren seine Wirkung entfalten.

Mehmet hat in der Abschlussrunde dieser Gruppe vermittelt, er habe nicht ganz verstanden, worum es gehe. Implizit hat er es aber doch: Als er nach der Gruppe Richtung Ausgang steuerte, um eine Zigarette zu rauchen, sagte er halblaut vor sich hin: „So, jetzt gehe ich zu meiner Gang."

Die Botschaft der Bremer Stadtmusikanten

Ein Segen für jede therapeutische Einrichtung ist es, nicht nur Mitarbeiter zu haben, die kunsttherapeutische Ausbildungen gemacht haben, sondern die diese auch anwenden. Mit einfachsten Mitteln Theater zu spielen hat viele positive Effekte, zumal Personal und Patientengruppe gemeinsam etwas erarbeiten, als Team sowie in individuellen Rollen, und sich nach erfolgreicher Aufführung über den Applaus und die Anerkennung freuen dürfen. Ich war beeindruckt, wie es gelungen ist, mit einzelnen Nachmittagsgruppen eine sehr bemerkenswerte Version des Grimm-Märchens „Die Bremer Stadtmusikanten" einzustudieren. Einen Esel mit gelbem Overall und Pelzmütze habe ich noch nie gesehen, und für einen Hahn reichen eine Turmfrisur sowie eine dunkelrote Decke. Für Jan war es wohl ein spezielles Erlebnis, als Eseltreiber mit der Peitsche auf einen Therapeuten schlagen zu dürfen, ganz wohl hat er sich dabei aber nicht gefühlt. Er ist es auch nur sehr sachte angegangen. Die Bremer Stadtmusikanten sind ein Sinnbild einer Selbsthilfegruppe von sozialen Außenseitern, die nicht mehr gebraucht werden, weil sie nicht mehr so funktionieren, wie ihre Herren sich das vorstellen. Dass sie ihr Überleben vor allem einer anderen Gruppe verdanken, die noch weiter außerhalb der gesellschaftlichen Norm steht, nämlich einer Gruppe von Kriminellen, namentlich Räubern, die auch noch dem Alkohol zusprechen und von den vier Pensionisten betrogen werden, sei zumindest als Randnotiz registriert. Davon bleibt die zentrale Botschaft dieses Märchens unberührt: „Etwas Besseres als den Tod finden wir allemal!"

Von Schweinen und fetten Säuen

Wenn ich im Büro bin und nicht gerade therapeutisch arbeite oder Gespräche führe, ist die Türe immer geöffnet. Es kann dann jeder und jede kurzfristig zu mir kommen, wenn es etwas mitzuteilen oder zu besprechen gibt. An einem Donnerstagvormittag kam Mehmet zu mir, ganz aufgebracht, aber auch traurig.

„Mehmet, was ist los?"

„Ich lasse mir das nicht mehr gefallen!"

„Was denn?"

„Ich möchte mich nicht mehr beleidigen lassen."

„Wer hat Sie denn beleidigt?"

„Der Jan."

„Was hat er denn gesagt?"

„Er hat gesagt …"

Er zögert. Bitte jetzt bloß nichts Rassistisches, dachte ich mir. Gleichzeitig ahnte ich, dass dieser Wunsch nicht erfüllt werden würde.

„Der Jan hat gesagt, dass Türken nur deshalb kein Schweinefleisch essen, weil sie selber Schweine sind."

Mir war klar, dass jetzt Arbeit auf uns zukommen würde. Beleidigungen werden bei uns ohnehin nicht toleriert, egal ob es gegen Inländer oder Ausländer geht, ob es sich um frauenfeindliche oder männerfeindliche Anspielungen handelt, schon gar nicht dulden wir Fäkalwörter und Tiernamen. Wir sind hier nicht auf der Straße, Gewalt beginnt mit der Sprache, und zu diesem Zeitpunkt war ich auch froh, dass nicht einer zugeschlagen hat und dass es bis dahin noch keinen Raufhandel gegeben hat.

Wir haben schon am Nachmittag damit begonnen, in den Kleingruppen darüber zu sprechen. Außerdem hat der Bezugspfleger mit den beiden geredet. Dass Mehmet beleidigt wurde, hatte eine Vorgeschichte. Immerhin hat er offensichtlich mehrmals zu Jan „Du fette Sau!" gesagt. Das machte Jans Angriff nicht unbedingt sympathischer, aber verständlicher.

Am nächsten Tag waren wir darauf eingestellt, in unserer täglichen Morgengruppe diesen Konflikt nochmals hervorzuholen. Die beiden kamen uns aber zuvor. Schon zu Beginn der Gruppe bat Jan ums Wort. Vor versammelter Patientengruppe und dem gesamten Team teilte er mit, er habe etwas zu erledigen. Er habe gestern den Mehmet beleidigt, es tue ihm leid und er wolle sich entschuldigen. Er stand auf und ging mit ausgestreckter Hand dem Mehmet entgegen, der ebenfalls aufstand und auf Jan zuging. Sie schüttelten sich die Hand und klopften sich freundlich auf die Schulter. Wir waren völlig verblüfft und es gab einen spontanen Applaus.

Später beschlich mich das Gefühl, dass diese Szene sehr einstudiert wirkte. Das war sie auch, wie ich später erfahren habe. Aber gut. Lieber ein zweitklassiges Schauspiel als eine erstklassige Schlägerei.

200 Meter

Aus der Gemeinde, in welcher ich wohne, kommen gar nicht wenige unserer Patientinnen und Patienten. Die Kolleginnen und Kollegen, die in der Prävention tätig sind, berichten, dass diese Gemeinde zu den Spitzenreitern im Drogenkonsum gehöre. Dabei gilt sie als sozial engagiert und in vielerlei Hinsicht vorbildlich. Es gibt eine erfolgreiche Musikschule, Engagement für Senioren und ökologische Projekte. Es gibt aber auch ein Verkleidungs- und Ausgangsverbot an Halloween, da in früheren Jahren Jugendliche mehrere Häuser mit Eiern und Tomaten beworfen haben. In unserem Land geht die Jugendkriminalität zurück, einzig bei Vandalismus ist sie angestiegen.

Warum ist das so? Statt einer Antwort eine Stimmung oder ein Stimmungsbild, zusammengesetzt aus drei Szenen, wie sie innerhalb von nur 200 Metern beim Joggen an einem frühwinterlichen und sonnigen Samstagvormittag zu sehen und zu erleben waren. Was genau es atmosphärisch war, konnte ich später nicht mehr sagen. Vielleicht war es auch meine eigene Grundstimmung nach einer anstrengenden Woche und einem Nachtdienst im „Mutterhaus". Es ist jedenfalls auf eine ganz subtile Art beklemmend gewesen und es hat sich etwas zusammengeschnürt, das mir Luft und Raum genommen hat. Ich musste später diese Eindrücke, wie banal sie auch geschienen haben mögen, abschütteln und nach oben blicken, in den Himmel, in den weiten Raum.

Zunächst begegnete mir ein älterer Mann mit einer olivgrünen Strickjacke über einer blauen Arbeitermontur, der mit einer großen eisernen Spitzhacke das Eis aufhackte, welches entstanden war, nachdem dort offensichtlich unerlaubt vor seinem Haus Autos gestanden waren, die den Schnee festgefahren hatten. Die aufgehackten Brocken blieben über Tage liegen, sodass dort kein Auto mehr parken konnte.

In der zweiten Szene begegnete mir eine Frau, von der ich weiß, dass sie alleinstehend ist und bei ihrer Mutter lebt, sie war früher Verkäuferin und ist jetzt in Pension. Sie hatte eine Gießkanne mit heißem Wasser und schüttete dieses auf Schnee und Eis, den Matsch und die Eisstücke kehrte sie einfach auf die Straße.

Schließlich flitzte ich noch an einem parkiertem Auto vorbei, dessen Besitzer die Windschutzscheibe außen mit einer Wolldecke abgedeckt hatte, mit einer rot-schwarzen klein karierten Wolldecke.

Tödlicher Kaufrausch

Jede Sucht hat ihre fremdaggressiven und selbstdestruktiven Komponenten. Hinsichtlich Konsum- und Kaufsucht kamen am Wochenende im Radio zwei Meldungen aus den Vereinigten Staaten von Amerika, die eine Antwort darauf gaben, wie sich bei akuten Manifestationen von Kaufsucht tödliche Komplikationen ergeben können. Zum einen handelte es sich um einen Mann, der zu Tode kam, als er die Geschäftstüre öffnete und eine Menge von drängenden Personen ihn überrannte. Zum anderen ging es um zwei Männer, die in einem Geschäft wegen eines Spielzeugs in Streit gerieten, woraufhin einer der beiden den anderen erschoss.

Der Geruch von Blut

Peter ist zum zweiten Mal stationär bei uns. Er gehört zur Patientengruppe mit Doppeldiagnosen. Er leidet neben einer Suchtkrankheit auch an einer chronischen Psychose. In seinem Fall handelt es sich um eine Paranoia mit der Angst, bespitzelt und verfolgt zu werden, manchmal von der Polizei, manchmal von der „Türkenmafia", dann wieder von irgendwelchen unbestimmbaren Personengruppen, die ihn vergewaltigen wollen. Er war schon wiederholt stationär in psychiatrischen Krankenhäusern und wollte zuletzt wieder bei uns eine stationäre Behandlung machen. Er war auf eine hohe antipsychotische Medikation eingestellt, an welcher wir in den Wochen, die er bei uns stationär war, nichts geändert haben. Trotzdem hat sich sein Zustand verschlechtert, zunächst langsam, die letzten Tage aber doch sehr massiv. Er klagte zunehmend wieder über die schon bekannten Ängste und war, wie es bei Wahnsymptomen üblich ist, nicht davon zu überzeugen, dass seine Befürchtungen und Besorgnisse jeglicher realen Grundlage entbehrten. Er kam in immer häufigeren Abständen zu den Mitarbeiterinnen und Mitarbeitern, fragte immer dasselbe und das führte auch in der Patientengruppe zu einer zunehmenden Irritation.

In solchen Situationen kommen wir im Team in schwierige Bereiche. Was kann eine Einrichtung, wie wir es sind, leisten? Gerade bei Peter, der sehr darunter leidet, dass er von seiner Familie mehr oder weniger verstoßen wurde, ist eine Verlegung in die Psychiatrie heikel. Wir wollen ihm nicht das Gefühl geben, ihn loswerden zu wollen, sobald es Probleme gibt. Wir wollen ihn so lange wie möglich halten, aber was heißt das konkret? Was kann eine Schwester, die am Wochenende oder im Nachtdienst alleine ist, tragen und ertragen? Was ist für andere Patientinnen und Patienten, die manchmal selbst erhebliche psychische Probleme haben, zumutbar? Auch wenn wir ihn nicht verlegen wollen: Wie gehen wir mit ihm und seiner Störung um? In einer Entwöhnungsklinik ist es wegen der Suchtgefahr nicht sinnvoll, längerfristig Benzodiazepine und andere Beruhigungsmittel in hoher Dosierung zu verabreichen, auch wenn eine medizinische Notwendigkeit gegeben scheint.

Bei all seinen Klagen und seinem mitgeteilten Leid blieb der Eindruck zurück, dass Peter mehr agierte, als dass er psychotisch war, und dass es wie ein Muster anmutete, wie ein Programm, das in einer Eigendynamik abgespult wurde. Es fehlten typische Symptome einer Schizophrenie, wie z. B. formale Denkstörungen mit Zerfahrenheit.

So haben wir uns bemüht, ihm klare Strukturen zu geben, mit den gesunden Anteilen zu kommunizieren und in der Realität zu bleiben. Wir haben im Team die verschiedenen Optionen überlegt und eine Entscheidung getroffen: Wir würden nicht den regressiven Weg gehen und ihn der Psychose überlassen, eventuell im Krankenzimmer mit noch mehr dämpfenden Psychopharmaka, und ihn dann betreuen müssen wie ein kleines Kind. Wir würden einen anderen Weg gehen, indem wir versuchen wollten, uns mit seinen gesunden Anteilen zu verbünden. Wenn er an diesem Nachmittag und am frühen Abend nun wiederholt zu mir kam und fragte, ob ich Zeit hätte, mit ihm zu reden, habe ich dem zugestimmt, aber ich würde mit ihm nicht über seinen Wahn oder seine Einbildungen sprechen. Ich wisse nichts von der Polizei. Ich wisse nichts von Spitzeln oder Agenten, er werde weder gesucht noch werde nach ihm gefahndet, und sollte sich daran etwas ändern, würden wir ihm sogleich Bescheid sagen. Damit sei dazu alles gesagt. Angebote für gemeinsame Aktivitäten mit anderen Patienten nahm er teilweise an, lehnte sie öfter aber auch ab. Würden wir seinen fraglich psychotischen Anteilen weniger Aufmerksamkeit geben, so hofften wir, würde auch die Wertigkeit dieser Symptompräsentation nachlassen und es könnten realitätsbezogene Inhalte wieder ihren Platz bekommen. Ich habe versucht, ihm das zu erklären, aber ohne Erfolg. Vielmehr hat er festgestellt, dass sich am Stil des Umgangs mit ihm etwas geändert habe, und das muss ihn sehr irritiert haben.

Am späteren Abend hat es sich zugespitzt. Peter sperrte sich im Bad ein. Sebastian klopfte nach einer Stunde und Peter gab an, er werde gleich aufsperren. Sebastian ging dann wieder in den Fernsehraum. Nach einer Viertelstunde klopfte er erneut. Peter öffnete dann die Badtür und stand vor ihm, im eigenen Blut, grinsend die Arme nach vorne gedreht, beide Unterarme aufgeritzt, mit teilweise klaffenden Wunden, das Blut tropfte auf den Boden. Sebastian schrie auf. Andere kamen dazu. Sie sahen, wie das Wasser in der Badewanne ganz rot war, wie voller Blut. Auch die weißen Kacheln waren mit Blut verschmiert. An eine Stelle hat er mit Blut „Mama" auf die Kacheln geschrieben, ganz groß. Während die anderen ins Bad strömten, hat er gesungen und getanzt. Im Hintergrund lief ein Lied von Elvis Presley, welches, wie Mitpatienten sagten, erst nach seinem Tod veröffentlicht wurde und in dem es um sein verpfuschtes Leben geht.

Die Patienten haben großartig reagiert. Sie haben den Erste-Hilfe-Koffer geholt, sie haben die diensthabende Schwester unterstützt, sie haben auf das Rettungsauto und den Notarzt gewartet und das Rettungsteam eingewiesen. Sie haben mit Handtüchern Peters Arme verbunden und alles mit medizinischen Handschuhen. Es war Welt-Aids-Tag und am Nachmittag hatte es eine Psychoedukationsgruppe zu diesem Thema und zu Schutzmaßnahmen gegeben. Eine Grundregel lautet: Nie ohne Handschuhe ins Blut greifen. Daran haben sich alle gehalten. Peter war zu diesem Zeitpunkt ganz klar, er verabschiedete sich von allen, führte mit Einzelnen noch kurze Gespräche und wünschte ihnen alles Gute. Auf der Rettungstrage begann er allerdings laut zu schreien. Von der Unfallchirurgie, wo er nahtversorgt wurde, kam er in die Psychiatrie und ließ eine eingeschüchterte und traumatisierte Patientengruppe zurück. Es gab in der Nacht noch eine Gruppe, wir haben am Folgetag und später noch sehr intensiv daran gearbeitet. „Reden, reden, reden" ist die wichtigste Voraussetzung dafür, dass sich traumatisierende Erfahrungen nicht in einem Dunkelbereich der Seele absetzen. Wie bei vergrabenem Giftmüll können von solchen Herden Giftstoffe aussickern und die Psyche zersetzen.

Zur Bewältigung von erschreckenden Erlebnissen gehört es auch, dass Wut entsteht anwächst und sich äußern kann. Das ist völlig in Ordnung und soll so sein. Wut manifestiert sich am besten dann, wenn es ein Objekt gibt, gegen das sie sich richtet. Ich war überrascht, dass nicht wir vom Team mehr abbekommen haben, da manche uns ja mehrfach gesagt hatten, dass es dem Peter nicht gut gehe. Das hatten wir natürlich auch registriert und deshalb hatte es ja auch die Teamsitzung darüber gegeben. Wir sind die professionellen Therapeuten und es liegt an uns, etwas zu unternehmen, wenn es Leute gibt, denen es nicht gut geht, die in Krisen sind und die offensichtlich eine besondere Hilfe brauchen. Mit dem Vorwurf des Versagens durch Untätigkeit hatte ich gerechnet, nach außen mag der Eindruck bestanden haben. Wir befanden uns aber in einer Pattsituation, da Peter uns in eine Lage gebracht hatte, in der es nichts zu gewinnen und es nur zu verlieren gab. Die alternativen Optionen, etwa die Verordnung von Beruhigungsmitteln oder ihn abzuschieben, wie eine Verlegung wahrscheinlich interpretiert worden wäre, hätten ebenfalls negativ ausgelegt werden können. Vielleicht wurden wir auch deshalb geschont, damit nicht im Gegenzug von Teamseite Vorwürfe gegen die Patientengruppe kämen, die sich Peter gegenüber manchmal abwertend und geringschätzig gezeigt hatte.

Gegenüber Peter selbst waren die emotionalen Reaktionen gemischt, es stand im Raum, dass er dies in erster Linie gemacht habe, um Aufmerksamkeit zu bekommen, und nicht aus wirklichem Leid. Ein anderer meinte, er habe selbst genug Probleme und könne nicht noch Rücksicht auf andere nehmen. Ein Dritter meinte, dass sein Bruder ebenfalls eine Drogenpsychose gehabt habe.

Dieser habe nicht gemeint, dass die Polizei hinter ihm her sei, sondern der Satan. Dies habe über ein Jahr gedauert, aber der Bruder habe dagegen gekämpft und jetzt sei es auch wieder gut. Ein derartiges Ankämpfen sei bei Peter nicht festzustellen gewesen. Er habe sich eher hineinfallen lassen.

So suchte sich die Aggression ein anderes Objekt und wurde bei Rettung und Notarzt fündig. Die seien viel zu lange nicht gekommen und dann seien sie noch so langsam dahergefahren und in aller Gemütlichkeit ausgestiegen. „Die sind die Stiegen hochgeschlichen, wie wenn sie gerade drei Tüten geraucht hätten."

Andere haben die Nacht mit Albträumen verbracht. Sebastian hatte im Traum eine Begegnung mit seinem Vater, der sich auf ähnliche Art und Weise das Leben genommen hatte. „Auch wenn ich wach war, hatte ich ständig das Gefühl, wie wenn Peter im Raum wäre. Manchmal habe ich ihn gesehen und seine Gesichtszüge haben sich mit denen meines Vaters vermischt. Es war wie eine Halluzination, voll schräg!" Mirko erinnerte sich an seine Gefängniszeit. „Auch damals hat sich im Nebenzimmer einer die Pulsadern aufgeschnitten. Die Vorstellung, in aller Ruhe eine DVD zu schauen und daneben schneidet sich einer auf, ist grauenhaft. Als wir im Gefängnis unseren Nachbarn gefunden haben, war er schon tot."

Worin bestand der Horror dieser Szene für viele in dieser Gruppe, die ja so abgebrüht wirken, die auf der Straße gelebt haben, die vielfach straffällig waren, Raubüberfälle oder Körperverletzungen begangen haben? Gerne werden von den meisten auch brutale und sadomasochistische Filme angeschaut, in welchen es um Gewalt geht, um Folter, um Töten und Terror. Was ist es, was sie so berührbar macht, was sie ängstlich macht, wie vom Blitz getroffen, verängstigte und verstörte Kinder, die gegenseitig ganz viel Nähe suchen?

Offensichtlich war es nicht die Badewanne voller Blut, es war nicht das Blut, das auf dem Boden verspritzt war, und es war nicht die blutige Schrift auf den weißen Kacheln. Es war eine sinnliche Qualität, die in all den Filmen fehlt: Es war der Geruch des Blutes.

Attentäter in Indien, Coffeeshops in Amsterdam und 13-jährige Komatrinkerinnen in Berlin

Einschlägige Medienberichte an einem Wochenende: Die aus Pakistan stammenden Attentäter in Mumbay standen unter LSD und Kokain, als sie auf Passanten schossen und in Luxushotels Geiseln nahmen. Die Stadtverwaltung von Amsterdam will Maßnahmen ergreifen, um die Anzahl der Coffeeshops zu drosseln, weil sie sich, ebenso wie die Kabinen der Prostituierten, angeblich auf das Stadtbild negativ auswirken. Und in Berlin hat ein 13-jähriges Mädchen das Komatrinken auf einem Weihnachtsmarkt nur knapp überlebt. Inzwischen sind 40 Prozent der Komatrinker weiblich. Mir wäre es lieber, wenn pakistanische Attentäter ein Komatrinken betreiben würden. Oder vielleicht sollten sie nach Amsterdam ziehen und dort kiffen. Das beruhigt angeblich.